本質を捉えれば
現場の問題は解決できる

看護管理者のための
概念化スキル超入門

著 河野 秀一

MC メディカ出版

はじめに

　概念化スキルに関わる書籍は、『看護管理者の必須条件　概念化スキルが確実に身につく本』と『ステップアップ　看護マネジメントリフレクション＋概念化スキル』（共にメディカ出版）の2冊を出版させていただきました。これまで難しい、どう教育してよいかわからない、と言われていた「概念化スキル」についての基本的な考え方については、2冊の書籍でご理解が深まったと思います。おかげさまで、「概念化スキル」「看護マネジメントリフレクション」に関する研修講義のご依頼も全国から多くいただき、現場での声をお聞きできる機会を得ることができました。

　身につけた概念化の知識を実際の看護管理の現場で活用できているかどうか、とお聞きすれば、まだまだ十分とは言い難い状況でした。病棟での組織分析や問題の発見、スタッフの指導育成、労務管理、会議時と、概念化スキルを活用できる場面は多岐にわたります。概念化スキルを活用して、問題の本質をとらえることで解決できることもたくさんありますが、そこまで行きつかないケースも多くありました。そこで本書では、実際の管理実践場面を想定して、概念化スキルをどう使うのかを、できるだけ事例を用いてお示しすることとしました。何より現場での質の高い看護管理実践を願って、本書は生まれたのです。ますます環境は厳しくなり、多忙を極める看護現場の管理者にとって、本書が少しでもお役に立てれば幸いです。

　最後になりましたが、今回の出版にあたりご協力いただいた社会医療法人ジャパンメディカルアライアンス 経営企画本部 看護統括部 恩田美紀部長、そして企画から編集、校正まで的確なアドバイスをいただいたメディカ出版 猪俣久人さんに、心より感謝を申し上げます。

2019年8月

河野 秀一

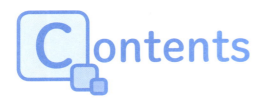

はじめに　3

第1章　概念化スキルが業務の質を変える

1. なぜ看護管理者に概念化スキルが必要なのか　8
2. 概念化スキルに必要な思考法とは──論理的思考・批判的思考・俯瞰力・メタ認知力・仮説思考・システム思考・洞察力　10
3. 氷山モデルで見えないものを把握する　22
4. 環境の変化・価値観の多様化と概念化スキル　26
5. 抽象化と構造化が概念化スキル獲得のカギ　28
6. 三角モデルで本質を捉える　36
7. マネジメントラダー・コンピテンシー評価と概念化スキル　41
8. 管理者・看護職の共通言語としての概念化スキル　45
9. 管理者への概念化スキル教育の実際──海老名総合病院の事例から　47

第2章　概念化スキルを組織分析・組織目標設定・戦略策定に活かす

1. 看護管理者は組織分析が苦手？　52
2. SWOT分析を正しく使うには　52
3. 組織の問題・課題の本質を捉える──見えないもの・弱みの本質とは　55
4. 組織目標を立案する　57
5. 戦略策定は概念化スキルを最も活用できる場　60
6. BSCとストーリーテリング　62
7. 学習する組織　64
8. 活用事例──正しい組織分析が戦略性の高い解決策につながる　66

第3章 概念化スキルを問題発見・問題解決・問題再発予防に活かす

1. 何が問題か・本質は何かが見えていないことも **72**

2. 問題を発見するには──ジグソーパズルとルービックキューブ **74**

3. 問題を捉える視座を考える **76**

4. 問題を解決するしくみ作り **78**

5. 活用事例──スムーズな退院支援のしくみを作る **81**

第4章 管理者は「みんなちがって、みんないい」の精神で

1. スタッフの多様な価値観を認める **86**

2. 管理者自身のメンタルモデルに気づく **88**

3. 「成長が遅い」と嘆く前に **90**

4. なぜ指導したことが遵守されないのか **92**

5. 中堅・ベテランスタッフへの指導 **94**

第5章 概念化スキルをファシリテーションに活用する

1. ファシリテーションは会議の質を高め、概念化スキルはファシリテーションの質を高める **104**

2. 意見の対立を解消する **108**

3. 出された意見をグルーピングする **111**

4. 可視化する・活性化する **113**

5. カンファレンスをゴールに導く **118**

6. 活用事例──それぞれの意見を吟味して対立を解消する **120**

第6章 ワークライフバランス時代の労務管理に活かす

1. ワークライフバランスは未来への投資　124

2. リリーフ業務も捉え方次第　125

3. 短時間勤務者・残業時間を捉え直す　128

第7章 看護マネジメントリフレクション・経験学習に活かす

1. リフレクションは反省ではなく内省　132

2. 出来事の全体像を捉える・本質を捉え具体的な解決策を考える　136

索引　140

第1章
概念化スキルが業務の質を変える

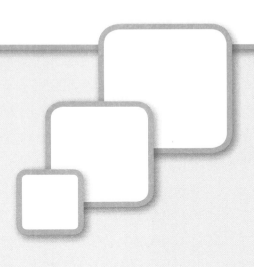

なぜ看護管理者に概念化スキルが必要なのか

1 全体像と構造のつながりの両方を押さえる

　概念化スキルは、「出来事の大枠を理解」し「本質を見極める」スキルのことをいいます。組織の管理、分析、計画や問題解決、スタッフ育成業務を行う看護管理者にとって概念化スキルが重要なのはいうまでもないでしょう。

　大枠を理解するとは、すなわち「全体像」を捉えることです。全体像を捉えるためには、視座を高めつつ、視野を広げなければなりません。正面から見えないものがあれば、角度を変えて見る必要があります。「リーダーシップ」「しくみ」「風土」などの普段は見えないものも、たとえばアンケートを取ったり、聞き取りなどを行い可視化した結果から推察して見ようとしなければなりません。また、初めて行う業務においては、論理的に仮説を立てて実行・検証しながら、どうなるのかを類推しつつ全体を俯瞰することが大切です。出来事の大枠を捉えるこれらの行為は、「鳥の目を持つこと」といってよいでしょう。管理者は、全体像を捉えたうえで組織において全体最適を目指すのです。

　本質を見極めるには、事細かに観察しながら、どんな要素が何から構成されているのか、その構造を明らかにし、何がどうつながっているのか、どんな関係性になっているのかの詳細を明示することが必要です。大枠を理解する「鳥の目」に対して、本質を見極めるこれらの目は「虫の目」といってよいでしょう。よく、「管理者は鳥の目と虫の目を持ちなさい」と言われますが、大枠を捉え本質を理解することと考えれば、この言葉は「管理者は概念化スキルを持ちなさい」と言っているのと同じなのです。

2 看護管理者に求められる役割は幅広い

　さて、今の看護管理者を取り巻く環境を見ると、管理者に求められる管理業務は、以前に比べて格段に増加し、かつとても複雑になりました。現場では、日々

起こる問題・課題を解決しながら、新人から中堅、ベテラン、スペシャリスト、短時間勤務者などの多様な働き方をするスタッフの教育・労務管理が求められます。看護必要度を常に把握しながら、退院支援や多職種との連携、地域との連携とさまざまな管理場面において本質を捉えた対応、問題解決をするために概念化スキルが求められるのです。概念化スキルは、自部署において成果を出し、質の高い看護を提供するにあたって、管理者が持ち合わせておかなければならない必須のスキルといってよいでしょう。

　私は全国の医療機関や看護協会などの研修で講師を務めるなか、多くの看護管理者と会い、管理事例のグループワークや組織分析、部署目標立案などの演習に関わっています。そこでは、残念ながら看護管理者がいかに概念的思考に弱いかという現実に出くわします。具体的な問題、目に見える問題には考え・対応できるのですが、「見えないもの」が原因となっていると思われる問題解決には、からっきし弱いのです。見えないものを見ようとせず、ひたすら見えるものにこだわるのです。一般的に、類推する力や仮説を立てる力、論理的思考が弱いと見えないものを把握することが難しくなるとされます。

3 概念化がもたらす結果

　概念化の定義として、具体的な事実情報や目に見えている事象などに、より明確で深い意味を持たせることが挙げられます。

　いくつかの具体的な事象や情報から共通な要素を取り出し、その要素を説明したものを概念といいますが、概念は、具体的な事象を個々に眺めていた時にはわからなかった本質的な意味を言い表していることも多いのです。概念化ができると、個別の事象をそれのみで捉えず、他の事象との共通点や相違点まで考えることができます。また、1つのことから多くのことを学び、さまざまなことに気付くことができるのです。次に、概念化スキルが高い管理者の特徴を列挙します。図示すれば、図1-1のようなイメージです。

- 視座が高い・視野が広い・俯瞰力が高い・メタ認知力（自分の認知のあり方を認知すること）が高い
- 論理性が高い・仮説立案力が高い・批判的な吟味ができる・洞察力が高い
- いろいろな角度から組織を観察し分析できる
- 出来事を客観視できる
- 全体像を捉え、問題の外側も見ることができる
- 見えないものを把握できる
- 問題の本質を捉えることができる

図 1-1　概念化スキルが高い管理者像

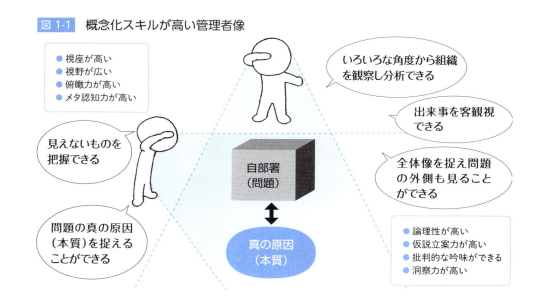

 概念化スキルに必要な思考法とは——論理的思考・批判的思考・俯瞰力・メタ認知力・仮説思考・システム思考・洞察力

　概念化スキルは「全体像を捉え」「本質を理解する」スキルです。であれば、これさえできていればよいという単純なスキルではなく、複数のスキルをケース

バイケースで使いこなすことが求められます。概念化スキルとは、極めて多くのスキルの集合体であるといえます。

概念化スキルに必要とされる思考法や技能について見ていきましょう。

1 論理的思考──常に「なぜ」を考える

論理的思考の重要性はいうまでもありません。管理者はもちろんのこと、社会人として必須の思考法です。

仕事を行うにあたって、論理的に考えること、すなわち筋道を立てて考えるのは当然のことです。業務上の問題など、目の前で起きていることは「結果」です。結果には必ず「原因」があります。インシデントの増加も、新人が育たないことも、残業時間が多いこともすべて結果です。その結果に対しての原因を、まず、「なぜ」と考えるのが論理的思考法です。原因─結果の関係、すなわち「因果関係」を明らかにすることに努めます。「なぜ、転倒転落が減らないのか」「なぜ新人がいつまでたっても夜勤ができないのか」「いつも口酸っぱく早く帰るように言っているのになぜ残業時間が減らないのか」と、常に「なぜ」を心に持って考えるのです。

図 1-2　論理的思考をしている人

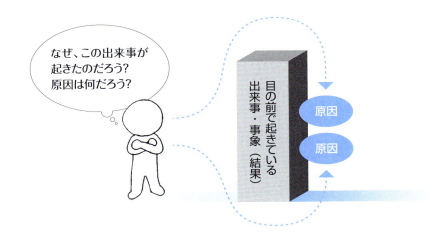

図 1-3　論理的思考をしない人

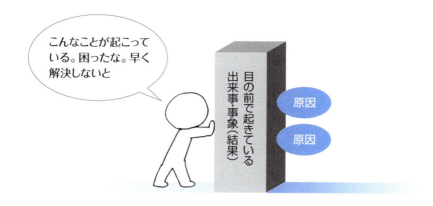

　問題が起きた場合、「なぜ問題が起きたのか」と論理的思考によって原因を特定してから解決策を考えることが解決の早道です（図1-2）。しかし、目の前の出来事にとらわれ、原因究明の前に「目の前の出来事を解消したい」「一刻も早く問題解決したい」と行動する管理者も少なくありません（図1-3）。

　その気持ちは理解できますが、事象は結果であり原因ではありません。また、原因は必ずしも一つとは限りません。真の原因に働きかけない限り、問題は再発してしまうわけですから、何よりも初めに「なぜ」と論理的に思考する必要があります。しかし、論理的思考をしない人は、目の前で起きている出来事や事象だけを捉えて「困ったな、どうしよう」としか考えません。原因を考えないことが、いかに表面的で浅い思考であるか、社会人として未熟であるかということを肝に銘じるべきでしょう。

問題を自分の責任として考える

　この「なぜ」を考えるにあたって、一つ念頭に置いてほしい事項があります。それは「自責思考でなぜを考える」ということです。師長などの組織長の場合、自分の部署で起きたことはすべて、自分のマネジメント・リーダーシップの結果です。すなわち、部署で起きたことは、最終的にはすべて管理者である自分に責任があるのだ、引き受けるべきなのだということです。

図 1-4 論理の検証

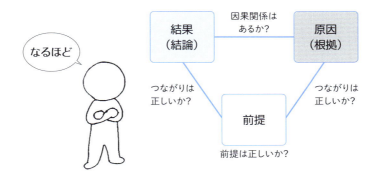

　管理者は組織の長であり、部署で自分が直接的に関わっていないことで問題が起きた際も、「自分は何もやっていないから自分には責任はない」ではすまされません。問題を起こしたのがスタッフであっても、その管理監督責任が師長にあります。「管理者が何もやっていない・何も知らない」ことこそ、問題の真の原因であったりすることも多いのです。

　論理的思考を苦手とする管理者の多くは、起きた問題に関わる当事者だけに責任を求めがちです。「エラーを起こした担当看護師が悪い」「新人指導を担当するプリセプターが悪い」「学んだことをすぐに忘れてしまう新人看護師が悪い」「用もないのにだらだら残っている中堅スタッフが悪い」と管理者自身のマネジメントや指導の良し悪しは棚に上げて、「他人のせい＝他責」にしてしまうのです。しかし部署の成果に関わること、スタッフに関わることの最終責任は師長本人にあるのです。それが管理者の役割でもあります。自部署の問題を他人の責任、ましてや部下のせいにしていては、管理者とはいえません。

その前提は正しいか

　論理的思考は原因－結果の関係性、すなわち因果関係を明らかにして、筋道を立てることです。しかし、ここで見落としがちなのが「前提」です。そもそも前提が正しくないと論理的とはいえません。論理的思考においては、この「前提」

についても注意を払います。前提は表に出ず、隠れることが多いのです。これは「隠れた前提」「無意識の前提」といわれます。論理の検証を行う場合は、原因と結果だけでなく、前提と結果（結論）、前提と原因（根拠）のつながりについても正しいかどうかを確認する必要があります（図1-4）。

2 ＞ 批判的思考──物事は時間とともに変化する

「批判的」という言葉には、あまりよいイメージを持たないかもしれませんが、要は、世のなかに永久に同じものはないのだから、これまでのことを今の時代の目で疑ってみましょうということです。私たちは「時間」のなかで生きており、時間が経過するとともに、そして時代の変遷とともに、いろいろなものが変わり、進化しているのです。もちろん、病院、看護部だけでなく、皆さんが所属する部署も変わっていないようでなにがしかが変わっているはずです。なかでも医療を取り巻く環境の変化は何より激しいというのは、2年に一度改定される診療報酬制度のなかで働いている皆さんにとってうなずけることと思います。

批判的思考とは、「目の前にある事象や情報を鵜呑みにせず、まずは、それは本当に正しいのかと疑問を持ち、じっくり考察した上で結論を出す」思考法のことです。

いろいろなものが変化しているとなると、これまで通用していたことも通用しなくなるかもしれません。それまでの常識が非常識になることもあるでしょう。一般的に、研究を行う際や論文を書く際には「批判的吟味」を行うはずです。文章やデータ解析に「バイアス」がかかってないか、その情報は本当なのかと正しさを証明するために、あえて批判的に吟味するのです。

現状が常に最適とは限らない

必ずしも自分のやっていることが正しいとは限りません。新しいと思って実施していても、時代の変化が激しければ、すぐに陳腐化します。

ただ、残念ながらずっと前から行っていることは、意外となかなか変えられないものです。長く続ければ続けるほど、それが正しいと信じて疑わなくなるのです。チームナーシングやプリセプター制をずっとやってきていると、「チームナーシングが一番良い看護提供方式だ」「新人教育にはプリセプターをつけて指

導するのが当たり前である」などと思いこんでしまうのです。いまでこそ、PNS（パートナーシップ・ナーシング・システム）という新しい看護提供方式が多く採用される時代になってきましたが、初めの頃はどうだったでしょうか？

「私たちがやってきたチームナーシングのどこが悪いの？ なぜ、チームナーシングをやめてPNSにしないといけないの？」と導入に対して否定的な人が少なからずいたはずです。しかし、「新人が一人前に育つのに以前より時間がかかるようになった、医療安全がさらに重要になってきた」時代に、変化に対応するためにはチームナーシングよりPNSのほうが有効であったりするのです。このように、今、自分たちが実施していることが常に最適ではないと捉え、正しく疑ってみる思考法が必要なのです。

3 俯瞰力・メタ認知力——高い視点から客観視する

部署で起きた問題など、その全体像を捉えるためには、出来事から少し離れて、高い視点から眺めてみる必要があります。高いところから物事を見るとは、「俯瞰」することにほかなりません。概念化スキルには、俯瞰力は不可欠な力です。俯瞰することで、全体像を捉えられるとともに、問題の外側も見ることがで

図 1-5　物事を俯瞰する

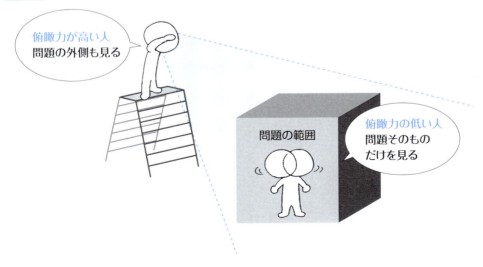

図 1-6　一段上から自分を見る

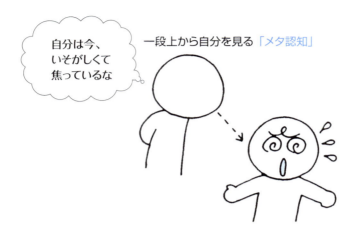

きます（図1-5）。そして、問題の本質は見えている具体的部分から離れたところにあるケースも多くあるため、その意味でも俯瞰力は欠かせません。

　また、自分自身を客観的に見ること、俯瞰して高いところから見ることを「メタ認知」といいます（図1-6）。自分のことはなかなか客観視できないものです。自分のマネジメントを鏡にでも映し出せれば簡単ですが、そうもいきません。自分を上の方から見ることは物理的には不可能ですが、イメージはできると思います。

4 仮説思考——経験を他の場面に活かす

　概念化スキルを活用する際に重要な思考法の一つが「仮説思考」です。「1を聞いて10を知る」ということわざがありますが、まさにこれは概念化スキルを言い表している言葉です。概念化スキルは本質を捉えるため、応用が容易になります。このケースに有効なマネジメントが、こうした場合にも有効なのではないかという仮説思考につなげられるのです。

第1章　概念化スキルが業務の質を変える

5 〉 洞察力──新しいつながりを見抜く

　洞察力とは、大辞林（三省堂）によれば『物事を深く鋭く観察する能力』と定義されています。ものごとをただ観察するだけではなく、「深く観察する」のです。深く観察するということは、「なぜ」「なぜ」と掘り下げることを意味します。表面で起きている出来事だけを見るのではなく、深く掘り下げるとこで、見えない関係性を発見しようとするのです。場合によっては、奥深くて容易には見えないものもあるでしょう。その場合は、角度を変えてみたり、立場を変えてみたりします。そして、「こうではないか」ということを因果関係から類推し、仮説を立てたりします。そして、その関係性を検証し、明らかなものにするのです。ただ、見るのではなく、一歩進んで、「見抜くこと」が洞察なのです。

6 〉 システム思考──物事のパターンに注目する

システム思考で概念化スキルが高まる

　システムとは、広辞苑（岩波書店）によると『複数の要素が有機的に関係しあい、全体としてまとまった機能を発揮している要素の集合体、組織。系統。しくみ』のことです。そして、システム思考とは、システムの構造を考えて問題解決をする手法のことで、大局・全体像・根本を見る、ものの見方のことを言います。「全体像を捉える、根本を見る」という要素は、まさに、概念化スキルの中核的な思考法と言えます。すなわち、システム思考を身につければ、確実に概念化スキルは高まると言ってよいでしょう。

　思考法にはさまざまなものがあり、先に紹介した「論理的思考」も重要な思考法ですが、残念ながら論理的思考には、基本的に時間の概念がありません。「インシデントが毎月増加している」、あるいは「時間外勤務が年々増加している」などの「時間を追って変化している問題」、すなわち「パターン」については、論理的思考に加えシステム思考が欠かせません。何が問題かを明確にする際に、「対策を講じたのに、その後もだんだん増えてきている」といった場合は、その時間的変化にも着目することが必要であるからです。複雑に出来事が影響しあい、問題解決したつもりが時間を追って再発した、あるいは当初は効果が出な

かったが、時間とともに効果が出てきたなどのケースも、システム思考で考えることが有効です。

　また、システム思考は「ループ図」を使うため、悪循環になっているケースなどもループ図を書き、レバレッジポイント（梃子の作用点）を探すことにより、解決の糸口が見えてきます（ループ図の詳細は後述します）。

　システム思考の特徴を挙げておきます。

- 🌸 出来事ではなく、パターンを見る
- 🌸 「このままのパターン」と「望むパターン」のギャップを見る
- 🌸 パターンを引き起こしている構造（ループ）を見る
- 🌸 目の前だけではなく、全体像とつながりを見る
- 🌸 働きかけられるポイントをいくつも考える
- 🌸 システムの力を利用する

　システム思考では、課題となっているシステムの要素のことを変数といいます。変数は、システムの中で増えたり、減ったりするものです。時間と共に変化しうる「状況」や、自分やほかの関係者の「認知」と「行動」もすべて変数となりえます。ちなみにシステム思考の原則として、ループ図では変数を名詞の形で書くことが求められます。

ループ図で循環のパターンを可視化する

　一つシステム思考で悪循環を解消した例を示しましょう。「部署の時間外勤務時間がだんだん増えている。おかしい…」と、ある病棟師長が考えました。調査分析の結果、原因と特定できたのは、物品を探す時間が増えていることでした。ここまでは、原因（物品を探す時間の増加）→結果（時間外勤務時間の増加）、すなわち論理的思考で進められます。しかし、原因と特定した「なぜ物品を探す時間がだんだん増えているのか」という経時的変化についての問いには、論理的思考では答えることができないのです。ここからがシステム思考の出番です。「なぜだんだん増えているのか」については、漠然と見るのではなく、何が何に影響して「だんだん」という循環を作り出しているのかという構造をループ図で表し、「だんだん増えていくパターン」を可視化していくのです（図1-7）。

　パターンを観察してみましょう。「物品庫が乱雑」だと、当然ですが物品がな

第 1 章　概念化スキルが業務の質を変える

図 1-7　論理的思考とシステム思考

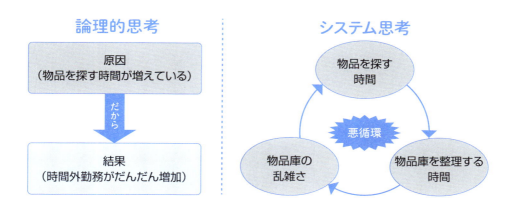

かなか見つからず、「物品を探す時間」が増えていきます。物品を探す時間が増えると、一日の勤務時間が一定だとすれば相対的に「物品庫を整理する時間」が減っていくでしょう。物品庫を整理しようにも、その時間が取れないと、さらに物品庫が乱雑になってしまいます。そうすると、また物品を探すのに時間がかかる…というように、悪循環が止まらず、永久に物品庫が乱雑なままになってしまいます。「時間外勤務を減らすには、物品を探す時間を減らす」まではよいですが、この悪循環を断ち切るには、どこかのポイントに働きかける必要があります。例えば、比較的、業務とメンバーに余裕のある日を作り、その日を「物品庫徹底整理デー」として、「物品庫を整理するに十分な時間」を取るとしたらどうでしょうか？　そうすれば物品庫の乱雑さはなくなります。整理整頓され、何がどこにあるか一目瞭然になれば、物品を探す時間は大幅に短縮されるでしょう。そうすることで、定期的に物品庫を整理する時間が取れ、物品庫の乱雑さを原因とした時間外勤務は大きく減少するはずです。

　先でも少し触れましたが、働きかける最も有効なポイントのことをレバレッジポイントといいます。レバレッジとは、梃子の作用点のことをいい、そこに働きかけることにより大きな変化を期待できるポイントです。ここでは、「物品庫を整理する時間」がレバレッジポイントといえるでしょう（図1-8）。

図 1-8　ループ図で悪循環を解消する

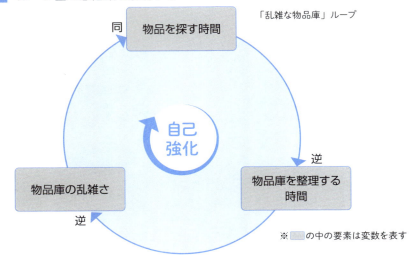

　このようにループ図で全体像を捉え、働きかけるべきポイント、すなわち「本質」を見つける「システム思考」で求められるスキルは、概念化スキルそのものといえます。簡単な悪循環のループ図は書けるようにしておくと、問題解決に役に立ちます。
　紙幅の都合上、システム思考の詳細については成書に譲りますが、ループ図の書き方のポイントを示しておきます。

ループ図を書く際のポイント

> **書き方の基本**
> - 必ず課題とクライアント（変化を起こしたいと考える人）を明確にして書く
> - 一般論ではなく、具体的対象の具体的変化を説明するために書く

変数（要素）の表現

- 変数の名前は名詞形にして「●●が増える・減る」と言いやすい表現にする
- 変数の名前は増減の良し悪しが判断しやすい表現にする

矢印（関係性）の結び方・向き

- 要素間の相関関係（AとBという事柄になんらかの関連性があること）ではなく因果関係（Aが原因でBが変化する関係［原因と結果］）がある場合のみ矢印で結ぶ
- 因果関係の「同」「逆」の向きを書き入れる（A→Bという因果関係で、Aが増えるとBが増える場合が「同」、Aが増えるとBが減る場合が「逆」）
- 因果関係に「同」「逆」の両方がある場合は矢印を複数に分けて、それぞれの経路を明確にする
- 因果関係の矢印に疑問が生じる場合には、なぜそのような結果につながるかを説明する変数を間に追加する
- 因果関係の効果が出るのに遅れがある場合には矢印に2本線を引く

ループの種類・名前

- 「自己強化」「バランス」型の別をループ内部に書き入れる。ループを1周して最初の変化が強まるのが「自己強化」、弱まる／抵抗するのが「バランス」
- ループに名前を付ける（システムの力を表すわかりやすい名前がよい）

3 氷山モデルで見えないものを把握する

1 一方向からだけでは見えないもの

　概念化スキルは、「出来事の大枠を理解し、本質を見極める」スキルのことをいいますが、大枠すなわち全体像の把握は、必ずしも簡単ではありません。対象によっては、正面から見るだけでは見えないものもあるのです。例えば、私は、東海道新幹線をよく利用しますが、途中、車窓から富士山が見えます。神奈川県西部から見える富士山と静岡県内から見る富士山とは見え方が変わります。ほかにも、山梨県側から見る富士山もあれば、飛行機で上空から見える富士山もあるでしょう。360度だけでなく、いろいろな角度から見てはじめて、富士山の全体像が捉えられるのです。見えているものの全体像を捉えるには、俯瞰したり、客観視することで可能になります。

2 隠れて見えないもの

　富士山のように地上にあるのであれば、自分が移動して、物理的に視点を変えることで全体像を捉えられますが、同じ山でも「氷山」の場合はどうでしょうか？　海上に頭を出している氷山は、全体像からすれば、見えている部分はごく一部にすぎません。実際は、海面下にある見えない部分のほうが大半を占めるでしょう。「氷山の一角」という言葉の通り、見えている部分は、ほんの一部分だけなのです。

　このように氷山は、富士山のように視点を変えるだけでは、海面下の部分は見えないままです。しかし、全体像を捉えるのが概念化スキルですから、見える部分を頼りにして、さまざまな手法を使って氷山の全体像を明らかにしていかなければなりません。

マネジメントは見えないものにも影響される

　また、マネジメントの世界では、物理的には見えないものも多く存在します。

パワーやリーダーシップ、しくみ、ルール、管理者とスタッフとの関係性、組織風土、管理者やスタッフが持つ固定観念・価値観・先入観、思い込みなど枚挙にいとまがありませんが、残念ながらこれらは可視化することができません。しかし、これらの要素はマネジメントに直接的、間接的に大きな影響を与える因子です。これらの因子を意識してマネジメントを実践すれば、その結果は現場に現れます。管理者のマネジメントを原因と捉えれば、結果は組織や部署のスタッフに必ず現れるのです。

見えにくいマネジメントの結果を原因とともに可視化する

　マネジメントの氷山モデルの見えない部分は、以下の三層構造になっています（図1-9）。

　①行動・パターン
　　管理者の場合は、リーダーシップスタイル、と言ってよいでしょう
　②構造・しくみ・関係性
　　組織にあるルール、制度、枠組みや管理者とスタッフとの関係性です
　③意識・無意識の前提
　　部署にあるローカルルール、風土、価値観、固定観念、先入観のことです
　管理者が現場で指示的なリーダーシップスタイルをずっと取り続けていると、

図 1-9　マネジメントの氷山モデル

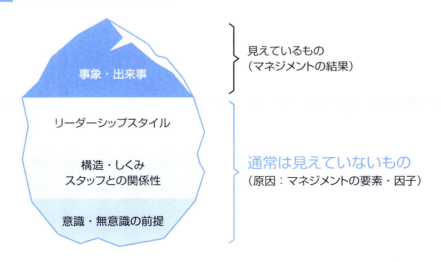

指示待ちで受け身のスタッフが育ちます。これは、論理として成り立ちます。仮に、「うちの病棟の2年目・3年目の若手スタッフはいつも指示待ちで、自分から積極的に勉強しなくて困っている。いくら指示してもやってこないから、会うたびに調べてきたかを確認しながら、さらに指示を出す必要がある」と訴えてきた師長がいたとします。病棟看護師が指示待ちのスタッフになったのには、必ず原因があります。このケースでは師長のリーダーシップスタイル（パターン）が原因となっていると考えれば論理が通ります。

　もともと、自分のマネジメントやリーダーシップは自身からは見えにくいものですが、そこに「いつも指示待ちで困っている」などの感情が入ってしまうと、余計に事実が見えにくくなり、スタッフに原因を求めてしまいがちです。スタッフが悪いと嘆き、愚痴を言っても指示待ちのスタッフは変わりません。即刻、自分のリーダーシップを変えるべきなのです。

問題の原因を明らかにする

　このように問題が発生した際は、その問題を結果と捉え、まず、何が原因なのかを明らかにする必要があります。特に、原因についてはリーダーシップなどの見えないものも把握し、論理的に考えることが重要です（図1-10）。もちろん見えないものですから、初めは仮説でも構いません。なかでも自分のことは見えな

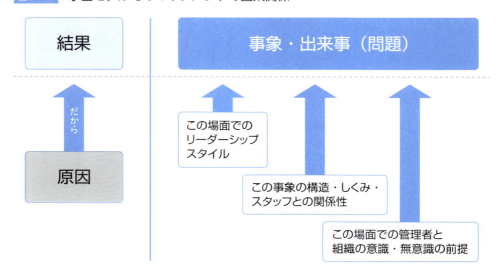

図 1-10　氷山モデルでのマネジメントの因果関係

第1章　概念化スキルが業務の質を変える

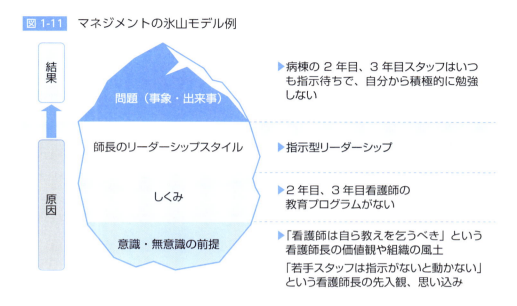

図 1-11　マネジメントの氷山モデル例

くて、客観視しにくいものですから、あえて第三者的に「師長の指示的なリーダーシップスタイルが、自部署で指示待ちのスタッフを作っていたのではないか」というように仮説を立て、そのうえで検証していくのです。それ以外にも、例えば「2年目以降の教育プログラムがなかった」というしくみ（構造）、「看護師は自ら教えを乞うべき」という管理者の価値観や組織の風土、「若手スタッフは指示がないと動かない」という管理者の先入観など（意識・無意識の前提）、結果だけ見るのではなく、問題の構造、すなわち氷山モデルの隠されている水面下のものを見に行き、明らかにしていくのです（図1-11）。

　このように、マスジメントスキルを高めるには可視化・客観視できるツールを使いこなすことが必須です。概念化スキルで求められる「全体像を捉える」「本質を理解する」意味でも、氷山モデルはその趣旨に合致しますし、極めて有効です。

4 環境の変化・価値観の多様化と概念化スキル

　医療・看護の世界に関係する者として、取り巻く環境が大きく変化していることをいつも実感させられます。診療報酬は2年に一度の改定、介護報酬は3年に一度改定されます。6年に1度はダブル改定の年であり、常に大きな変化のまっただなかにいるイメージです。

　診療報酬以外でも、労働法規や重症度・医療、看護必要度など、さまざまな法規制度の改廃が頻繁にあり、管理者はその都度の対応が求められます。もちろん、医療技術の進歩に伴い現場では常にスキルの向上が求められる一方で、情報化社会を反映して患者意識も大きく変化しています。このような常に変化している環境の中で看護職は働いているのです。

　目に付きやすいのは大きな変化ですが、それ以外にも、時間と共に少しずつ変化しているものもたくさんあります。自院の医療圏で少しずつ人口が減っている、少しずつ少子化が進んでいるなどということもあるでしょう。しかし、そうした変化は気が付きにくく、見逃されがちでもあります。

1 成功体験を捨ててゼロベースから考える

　価値観の多様化もかなり大きな変化でしょう。毎年入職してくる新人スタッフを見ても、実にさまざまな見方、考え方をしていることがわかります。加えて、患者、家族、サービス利用者、地域住民の価値観も多様化しています。このように、大小の環境の変化、価値観の多様化が起きている看護現場においては、もはや過去の経験、成功体験だけでは通用しないといってよいでしょう。

　しかし、現実の看護管理現場を見ていると、必ずしもこの変化に対応できているとはいえません。リーダーシップ理論のなかに「状況適応型リーダーシップ」があるように、管理者は環境や価値観の変化に対応してリーダーシップスタイルを変化させていく必要があるのです。そうであれば、これまではうまくいっていたという過去の成功体験は一度捨て去る必要があります。いわゆる学習棄却、ア

ンラーニングです。一度、ゼロベースで考えてみることが必要なのです。

2 信奉理論と使用理論

　ただ、この学習棄却は、口で言うのは簡単ですが、実際にはなかなかできるものではありません。それだけ成功体験というのは、強く心に残るのです。頭ではわかっていても、心で納得していないと変えられないのです。「わかるけど、そうはいっても…」と心の中で思ってしまいがちです。建前と本音と言ってもいいと思いますが、言葉と行動が一致しないのです。例えば、看護部から「新しくこれを実施するように」と通達しても、現場では「これまでどおりのやり方を続けている」というケースを見聞きすると思います。これらの現象は、信奉理論と使用理論が異なることで生じます。

　信奉理論とは、「これが正しい」と思っているが実行に結びつかない理論（建前）であり、使用理論とは実際に使用している理論で、行動を説明するための理論（本音）です。変えると言ったのに変えていない、ということはよくありますが、まさに信奉理論と使用理論が違うのです。スタッフもそうですが、特に管理者こそ、言っていることと行っていることの違いに自ら気づくことが何より重要

図 1-12　意識・無意識の前提（例）

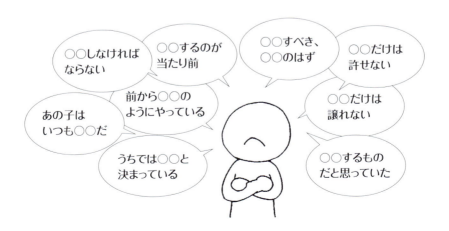

です。

　その妨げになっているのは、感情であったり、氷山モデルの底にある「意識・無意識の前提」です。いろいろなものが変化しているのに、前提が変わっていないと行動は変わらないのです。図1-12に、意識・無意識の前提の例を挙げます。

抽象化と構造化が概念化スキル獲得のカギ

　私が、概念化スキルを獲得するためのポイントになると考えているのが、抽象化と構造化です。この２つのスキルなしでは、概念化には到底たどり着けません。私が病院などで行う研修では、演習やグループワークを通してこの２つのスキルは必ずトレーニングしてもらうようにしています。

1　抽象化

　一般的に、「抽象的」という言葉には、あまりいいイメージがありません。皆さんが看護師になりたての頃に、当時の先輩や上司から「そんな抽象的な表現では、よくわからないでしょ。もっと具体的に話しなさい」、と指導された経験をお持ちの方も多いのではないでしょうか。こうした経験があれば、「具体的はよいことであり、抽象的はよくないこと」と思うかもしれません。しかし、抽象化は決して悪いことではありません。想像するに、「抽象」という言葉の意味を間違って理解している人が多いのではないでしょうか。「抽象的＝あいまい」と捉えているのであれば、「あいまいなこと」はよくないと考えるのは頷けます。しかし、「抽象」には「あいまい」という意味はないのです。デジタル大辞泉（小学館）を見ると、『曖昧』と『抽象』は下記の様に説明されています。

　　曖昧…態度や物事がはっきりしないこと。あやふや
　　抽象…事物または表象からある要素・側面・性質をぬきだして把握すること

第1章　概念化スキルが業務の質を変える

　どうでしょうか？　曖昧と抽象の違いが明確になったのではないでしょうか。例えば、サバは魚類であり海や川に住む生物です。人間にとっては食材でもあり、水産業、漁業や鮮魚店に従事する人にとっては商品でもあります。これだけみてもサバにはいろいろな要素、側面、性質があることがわかります。サバを魚と表現した場合、これは抽象化（一般化）しているわけで、決して曖昧にしているのでありません。理解いただけたでしょうか。まず、「抽象化」に対する悪いイメージを捨て去ってもらいたいと思います。

共通する性質をまとめる一般化

　抽象化の「抽」は、「抽選」「抽出」という言葉に使われるように、多くのものから何かを引き出すという意味を持っています。概念化スキルにおいては、問題の底に潜む共通するものを引き出す際に使います。そして抽象化したものが「本質」であることが多いのです。

　例えば、部署で「師長の伝えたことが実行されない」という問題が発生した際、氷山モデルでマネジメントを分析したところ下記のような要素があったとします。

> **リーダーシップスタイル：**
> 師長はいつも強制型リーダーシップを取っている
> **しくみ：**
> 師長・副師長３人で話し合うしくみがない
> **意識・無意識の前提：**
> 師長は「部下は師長の言うことを聞くのが当たり前」という固定観念を持っている

　これらから共通するものは何かを考えるのが、抽象化のスタートです。考えてもなかなか見つけられない場合には、一つひとつを抽象化していくとよいでしょう。

　いつも強制型のリーダーシップを取っているということは、「私の言う通りにして」という行動が管理者に見られるということで、部下の意見を取り入れず何をすべきかについてのみ明確な指示を与えるリーダーシップスタイルであり、裏返せば「部下の意見を聞かない」と考えられます。「師長・副師長３人で話し合

うしくみがない」ということは、必要時にのみ指示を出せばよいと考え、あえて話し合いを行っていない、「部下の意見は聞かない」ということです。「部下は師長の言うことを聞くのが当たり前」という固定観念も「部下の意見は聞かない」につながります。この３つから、「部下の意見を聞かない看護師長」ということが抽出できます。これが抽象化なのです。この手法は抽象化の中でも、「一般化」という手法になります。

重要でない要素を切り捨てる単純化

抽象化にはもう一つ「単純化」というアプローチもあります。複数の要素から共通するものが見いだせない時に、最も重要な要素を一つ抽出し代表させるやり方です。残ったものは重要でないとして捨てるのです。「抽象」に対して「捨象」という言葉がありますが、これはある要素を抽出する際に、それ以外の要素を切り捨てることで、結果的には同じ意味になります。何かを選んで引き出すことは、結果として何かを捨てているのです。ほかの要素は重要でないと判断できれば、捨ててよいのです。そうやって抽出するわけです。

抽象化でコインの裏返し的解決を避ける

抽象化することで焦点が定まり、具体的に考えることができます。具体的に考えることのメリットはわかりやすいことであり、かつ問題発見がしやすくなることです。問題発見には具体的に考えることが有効なのです。ところが、発見した問題をそのまま解決しようとするとどうでしょうか？　これはコインの裏返しに過ぎません。仮にスタッフが「業務が終わってもずっと記録をつけながら皆としゃべっていて、なかなか帰らない」という出来事があって、これを問題と捉えたとしましょう。なかなか帰らないと言う具体的な出来事のみに着目して解決しようとすると、「帰るように指導する」というコインの裏返し的な解決策になります。

帰らないという問題に対して「帰るように指導」すれば、管理者のポジションパワーで一時的には解決するかもしれません。しかし、これでは「帰らない」という事実の真の原因が明らかにならないままであり、答えは別のところにあるかもしれません。真の原因が別にあって放置されると、次の機会にも、またなかなか帰らないということが繰り返されます。ポジションパワーで人を動かすのは短期的にはよいのですが、後々、問題が再発するのです。このように、「帰らない」

第 1 章　概念化スキルが業務の質を変える

図 1-13　抽象化

具体的な出来事	出来事の抽象化
業務が終わってもずっと記録をしていて、みんなとしゃべっているスタッフ	コミュニケーションを求めているスタッフ
なかなか帰らないスタッフ	

具体的に考えた管理者の解決策	抽象的に考えた管理者の解決策
そのつど、早く帰るように指導する	普段から話しかけたりコミュニケーションを取る
問題が再発する	問題が解決する

という具体的な事象だけを捉えて考えていては、問題発見はできても問題解決には至らないのです。

　問題解決には、「抽象化」することが適しています。先に述べたように事象からある性質を抜き出すのが抽象です。「記録に時間がかかっているのにスタッフとしゃべっている。帰らない」という事象に共通するものを見つけ出して把握するのが抽象化です。「誰かとしゃべる」「帰らない」に共通するのは「コミュニケーションを求めている」ことといえます。この共通するものを見つけるプロセスが抽象化です。この事象に対しては、抽象化して「コミュニケーションを求めている」という真の原因を捉えたうえで、管理者が「普段からコミュニケーションを取る」が有効な解決策なのです。抽象化することで事象に共通するものが見えてくるため、解決策に近づくことができるのです（図1-13）。

　コミュニケーションを求めているスタッフに、管理者が帰るように指導して効果はあるでしょうか？　管理者がしているのは根本的な解決策ではないだけでなく、スタッフが求めていることとまったく逆のことをしているわけで、指導されたスタッフは「この管理者は私のことをわかってくれていない」と感じ、ポジションパワーに反発し問題は再発し、ますます管理者の言うことを聞かなくなる懸念もあります。

図 1-14　抽象化のメリット

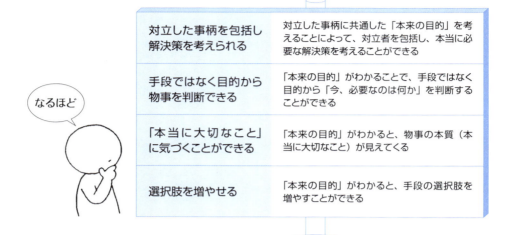

　このように、抽象化によって共通するものが引き出せ、「本来の目的」を把握することができるのです。

　抽象化のメリットを図1-14にまとめましたので、再度その意義を確認してください。抽象化スキルは、問題解決に日々追われる管理者にとって極めて重要なスキルなのです。

2　構造化で原因と結果、因果関係などを明らかにする

　構造化にはさまざまな手法がありますが、ここでは基本的な形である３つの手法をご紹介します。１つ目がロジックツリーに代表されるツリー型（階層構造）、２つ目が何がしかの切り口を決めて表すマトリックス型（２次元表構造）、そして３つ目が因果関係などの流れを表すフロー型（矢印連結構造）です。これらの基本形をベースにさまざまな構造化が可能ですが、先に紹介したマネジメントの氷山モデルも構造化手法の一つといえます。

ツリー型

　ロジックツリーは構造化する際によく使われる手法です。私見ですが、研修でのワークの様子を見る限り、これを使いこなせる看護管理者はそれほど多くない

図 1-15　Whyツリー（原因・結果型）例

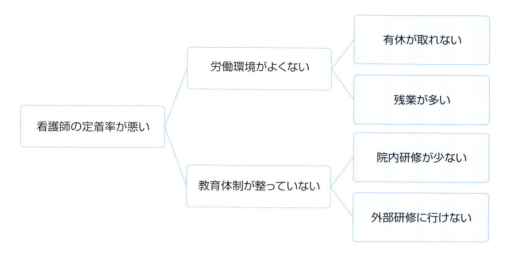

ようです。ロジックツリーにはWhyツリー、Howツリー、Whatツリーの3種類がありますが、概念化スキルにおいて原因を掘り下げる場合はWhyツリーを用いて構造化します。

看護師の定着率が悪いという問題点があったとします。その問題をWhyツリーで掘り下げた例を図1-15に示します。

見えている出来事（結果）と見えていない原因を階層化し、さらに見えていない原因を、「リーダーシップスタイル」「構造・仕組み・スタッフとの関係性」「意識・無意識の前提」に3階層に分けて考えています。原因と結果の関係も表せますので、効果的な構造化手法といえます。もちろん、先に述べたように、見えていない3階層を抽象化（一般化または単純化）しますと、真の原因、すなわち本質に迫ることができます。

マトリックス型

マトリックス型は、全体像を明らかにする際によく使われます。メリット・デメリットを一覧にして比較する際にも使われます。なかなか答えが出ないときにファシリテーターが使うケースがよくありますので、接したことがある方も多いのではないでしょうか。

例として、身体拘束をするかしないかという議論において、そのメリット・デ

図 1-16 マトリックス（4象限・拘束の可否）

	メリット	デメリット
拘束する	・安全が守られる ・転倒しない	・自由に活動できない ・患者の尊厳が守られない
拘束しない	・患者の尊厳が守られる ・自由に活動できる	・安全が守られない ・転倒のリスクが高まる

メリットをマトリックスで構造化した図1-16を示します。

矢印連結構造図

　数多くの要素が複雑に影響しあっていることを表す場合には、矢印連結構造図を使います。もっとも単純なパターンは、なぜ→なぜと因果関係を一直線で表すものです。これには、仮説が入ることもあります。例として、時間外勤務を減らすにはどうしたらよいかと仮説思考をして、記録時間を減らせば時間外勤務が減るのでは、というところから掘り下げていった図1-17を挙げておきます。

　時間外勤務を減らそうと、「早く帰りなさい」と指導してもスタッフは帰りません（帰れません）。「記録を早く書きなさい」と言うだけでも意味はありません。記録のなかで何に一番時間がかかっているのかを突き止め、それがアセスメントであるとわかれば、しっかりとアセスメント教育をしなければいけなかったということに気づいて、初めて時間外勤務を減らすことができるのです。出来事の全体像を捉え、構造化することでの気づきといってよいでしょう。

　因果関係が閉じた状態となると循環関係となり、悪循環・好循環を表せます。これは第2節（p18）で紹介したループ図になります。1つの事象でもループ図がいくつも連なるケースもあります。

図 1-17 矢印連結構造図

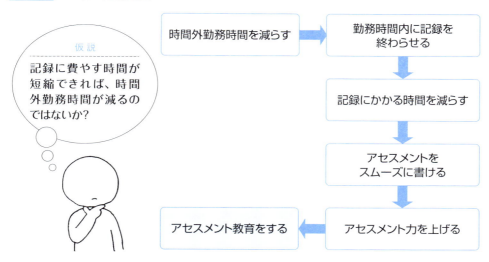

マネジメントの氷山モデル

　マネジメントの氷山モデルも構造化の手法の1つです。氷山モデルの詳細はすでに説明しましたので、ここでは、ある病院の病棟において、「退院支援初回カンファレンスが1週間以内に行われない」という問題を氷山モデルで構造化した

図 1-18 構造化（マネジメントの氷山モデル）例

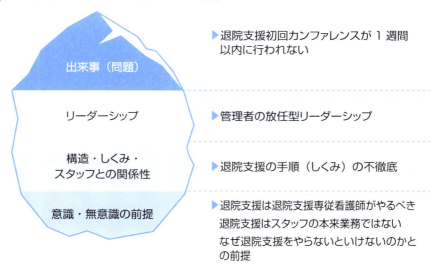

図 1-19　構造化のメリット

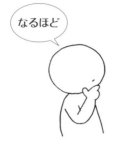

- 本質を見極められる
- 論理構造の不備がわかる
- 洗い出した要素の抜けや重複がわかる
- 過去の事実と関連付けて理解できる（腹落ちする）
- 優先順位が明確になる
- 具体的な要素を全体像のなかで位置づけられる
- これまで気づいていなかった価値に気づける
- 新たな上位の価値を発見できる
- 反対する人の反対理由を理解できる（相手との価値観の違いがわかる）
- 裏に隠れたリスクや課題に気づける

図を紹介します（図1-18）。

　問題は結果であり、目に見えているところなので、氷山の一番上、海面より上の部分に該当します。原因は目に見えない部分、すなわち水中にあるということを表し、「リーダーシップスタイル」「構造・しくみ・スタッフとの関係性」「意識・無意識の前提」の三層に分類します。それぞれ仮説、推測も含めて、結果に対する原因を明らかにして、構造化していきます。

　最後に、構造化のメリットを図1-19に一覧としてまとめておきます。

6　三角モデルで本質を捉える

　概念化スキルを獲得する目的の一つは、本質を捉えることにあります。現場で起きている具体的な問題を抽象化することで問題の本質を捉え、真の原因を特定することができます。そして解決するには、今度は具体化が求められます。

図 1-20 三角モデル

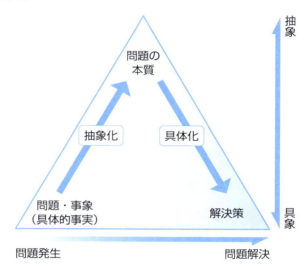

　このように、具体→抽象→具体と行き来するモデルを、私は「三角モデル」（図1-20）と呼んでいます。目の前で起きている問題の本質を捉えないままに解決しようとするともぐらたたき型解決策となり、問題は再発してしまいます。しかし、いったん出来事を抽象化することで本質に迫り、その後に具体的な解決策を考えれば、それは本質を捉えた解決策となり、再発はしないのです。

　もぐらたたき的解決策と比べ、こちらはもぐらの巣を一掃する解決策なのです。三角モデルについて、下記の事例に即して説明しましょう。

> ある病院の多忙な部署で、年度途中でのスタッフの急な退職があり、その後もスタッフの補充がなく、欠員のまま業務継続を余儀なくされた。スタッフの多忙さからカンファレンスが開けないこともあり、看護師長はそれを容認した。以降、スタッフが集まれても、カンファレンスは「何を話す？」という状況になってしまった。

1 欠員という事態を抽象化する

　多忙な部署の退職者、どこの病院でも起きそうなありがちな例ですが、軽く考

図 1-21 事例の三角モデル

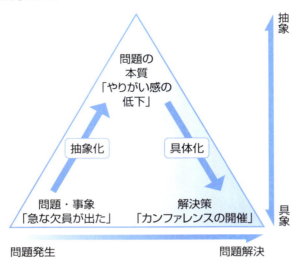

えてはいけません。ここには、実に多くの見えない要素があるのです。

　多忙な部署に欠員が生じると、部署はますます多忙になります。せめて、これ以上退職者が出ないようにと配慮しても、結婚や出産、親の介護、配偶者の転勤など避けることができないスタッフのライフイベントについては、引き留めることができないケースも多いでしょう。この事例の部署のように年度途中で急に退職者が出た場合、タイムリーに補充があるとは限りません。

　欠員は、抽象化すれば一つの「変化」と捉えられます。その変化にどう対応するかが管理者のマネジメントです。ある管理者は、「1人欠員になったから看護部に人の補充を依頼しよう」と考えるかもしれません。また、ある管理者は「残ったメンバーで力を合わせてがんばろう」と皆に働きかけるかもしれません。あるいは、「辞めた原因について自分に責任はないか」と内省する管理者もいるでしょう。

「1人欠員になったから1人補充する」という考え方は、思考が浅い「もぐらたたき型解決策」です。一見、変化に対応しているようですが、実際は表面的な対応で終わっており、問題の本質を捉えたマネジメントではありません。このような管理者は、ともすれば「看護部長に依頼しているのだけれど、人が補充されなくて困っている」と愚痴をこぼします。スタッフが疲弊しても、「看護部が補充

してくれないから」と他に責任を求め、自分は悪くないと言い訳をし、補充があるまで何もしません。

　客観的に見れば、退職者が出る環境や根本となる問題を放置して看護部にその責任を転嫁し、人が補充されるのを待っているだけに映ります。しかし、本人にはそうしたことはわからず、自分は悪くない、補充してくれない看護部が悪い、という思考に陥りがちです。

　何もしない、待つだけの管理者は、もはや管理者とはいえません。厳しい言い方をすれば、現場と看護部の間にいるただの仲介者にすぎません。忙しくてもモチベーションが高く、やりがい感があれば、そう簡単には退職にはつながりません。一般的にはスタッフのやりがい感が低下すると退職につながるとされ、情報が少ないなかではありますが、これがこの事例での問題が起きた真の原因（本質）ではないかと考えられます（図1-21）。

　また、スタッフに対して「忙しいからカンファレンスに参加しない」ことを容認するのは、問題解決の一つの方法なのでしょうが、実はコインの裏返しであり、明らかに問題の本質を捉えた解決策とはいえません。カンファレンスは、そもそも誰のために、何のために開くものなのでしょうか？　看護師が忙しい時や欠員で人が足りない時は、参加しなくてもよいものなのでしょうか？　看護ス

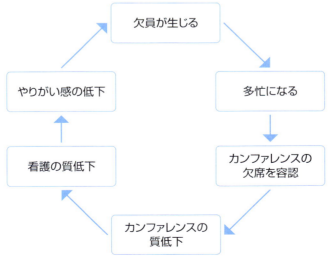

図1-22　悪循環のプロセス

タッフがカンファレンスに参加しなければ、当然ですがカンファレンスの質が下がります。カンファレンスに集まってから「何を話す？」という状況は、思考停止状態、変化に対して患者のケアやゴールを考えられなくなった状況ともいえます。目標がなく、ただただ目の前の業務をこなすだけとなれば意欲がなくなり、人数が少ないことから疲弊の度合いもさらに高まります。ゴールや目標が明確でないからスタッフのモチベーションは下がり、患者への悪影響も懸念されます。

このように、忙しいからといってカンファレンスに参加しないことを容認すると、問題を解決できないどころか、やりがい感の喪失からさらなる退職者が出てくる可能性もあり、悪循環の原因にさえなりかねません（図1-22）。

このような悪循環によって、この病棟はスタッフが何を目指すのか、何も考えていない状況に陥っていたと推察できます。問題解決において必要なのは、起こっている事象を大局的に眺めるスキルです。病棟においては、さまざまなものが影響し合って、現在の状況、結果につながります。欠員という一つの問題だけを捉えて、それを病棟全体の問題と混同してはいけません。

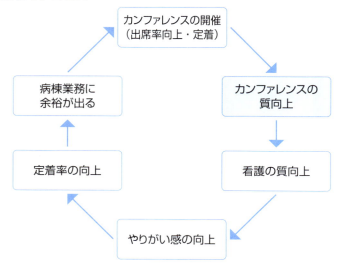

図1-23　好循環のプロセス

2 レバレッジポイントを考える

「欠員」はこのできごとの要素の一つであり、氷山の一角にすぎません。それより、自身のマネジメントを振り返り、「カンファレンスの欠席容認」に着目し、逆にカンファレンスを活用しようと考えるべきでしょう（図1-23）。

悪循環を好循環に切り替えるには、何がレバレッジポイントとなるかを考えるべきです。ここでは「カンファレンスの欠席容認」を、この事例のレバレッジポイントと捉えて好循環への転換を図るとよいでしょう。カンファレンスが活性化すれば連鎖的に構造が変わり、状況は大きく変化すると考えられます。出来事をシステム的に捉えることで、悪循環を好循環に転換できます。

7 マネジメントラダー・コンピテンシー評価と概念化スキル

多くの病院看護部でマネジメントラダーが策定されています。また、管理者に

表1-1 概念化能力の高い管理者・低い管理者

マネジメント	高い管理者	低い管理者
方針決定	全体をにらんで課題を抽出し、優先課題を決定する	個別課題への対策を羅列するだけ
目標管理	現場の問題にあわせて看護部目標を具体化でき、現場が成果を出せる行動に落とし込める	目先の問題解決に終始するため、少し形を変えた問題が再発してしまう
問題解決	問題の本質を捉えて概念のレベルで解決するため、問題が再発しない手法を生み出せる	目先の問題解決に終始するため、少し形を変えた問題が再発してしまう
人材育成（指導）	共通の課題を重点的に育成し、それ以外は個性を重視する	個別対応をするため時間がなくなり結局育成できない

対しての評価制度としてコンピテンシー評価の導入も盛んです。人事制度の観点
で見れば、ラダーは職員区分の一つであり、それぞれのラダーレベルの定義が必
要で、その定義からラダー評価の項目が設定されます。コンピテンシー評価も同
様で、管理者にはどのような行動を求めるのかという観点で評価項目を何にする
かを検討していきます。一般的に、評価制度の項目は「看護部が職員に何を期待
し要求するか」を表したものなのです。

　何を求めるかの話の前に、概念化スキルの高い管理者と低い管理者を「方針決
定、目標管理、問題解決、人材育成」の4つの要素で比較しておきましょう（表
1-1）。当然ではありますが、いずれも概念化スキルの高い管理者が質の高いマ
ネジメントを行うことができることがわかるかと思います。

1 ＞ 看護師長に求められる能力とは

　あらためて病院が看護師長に何を期待し要求するのか、すなわち必要な能力に
ついて考えてみましょう。管理職に必要とされる能力・スキルについて考える指
標としては、ロバート・カッツが提唱した「カッツ・モデル」が有名です。
「カッツ・モデル」では、マネジメントに必要なスキルを、「テクニカルスキル」

表 1-2　各スキルの内容

マネジメント	説明	例
テクニカル スキル	・業務を遂行する上で必要な知識やスキル ・その業務を遂行する上で必要となる専門的な知識や業務処理能力で、職務内容により、その内容は異なる	・技術 ・専門知識
ヒューマン スキル	・人間関係を管理するスキル ・相手の言動を観察、分析し、その目的を達成するために、相手に対してどのようなコミュニケーションや働きかけをするかを判断、実行する能力	リーダーシップ／コミュニケーション／ファシリテーション／コーチング／プレゼンテーション／交渉力／調整力
コンセプチュアル スキル	・周囲で起こっている事柄や状況を構造的、概念的に捉え、事柄や問題の本質を見極めるスキル ・抽象的な考えや物事の大枠を理解する能力 ・仕事の質が変わる	問題解決力／洞察力／応用力

第1章 概念化スキルが業務の質を変える

図 1-24 管理者に求められるスキル（カッツ・モデル）

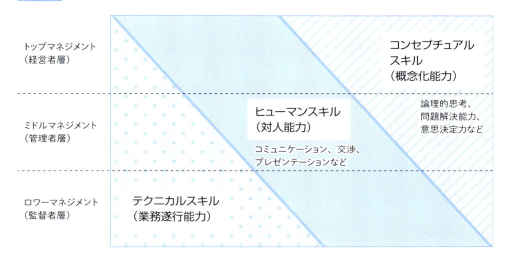

「ヒューマンスキル」そして「コンセプチュアルスキル」の3つに分けて考えています（表1-2）。

　なお、これらのスキルは管理階層に応じて必要とされる割合が変化していきます。図1-24を見ると、ロワーマネジメント（主任クラス）、ミドルマネジメント（師長クラス）、トップマネジメント（部長クラス）と職位が上がるにつれ、概念化スキルの重要性が増していくことがわかります。

　多くの病院はこのカッツ・モデルをベースにして、ラダー評価項目、コンピテンシー評価項目を作成しており、表現は多少異なっても、要は概念化スキルを求めていると思われる点が多く見られます。

　2019年2月、公益社団法人日本看護協会は「病院看護管理者のマネジメントラダー　日本看護協会版」を発表し、管理者に求められる6つの能力を示しました。地域包括ケアシステムの構築を見据え、看護管理者に地域にまで視野を広げた管理実践を求めて作られたもので、「組織管理能力」「質管理能力」「人材育成能力」「危機管理能力」「政策立案能力」「創造する能力」がその項目であり、それぞれ定義をしています（表1-3）。

表 1-3　病院看護管理者のマネジメントラダー（日本看護協会版）

能力	定義
組織管理能力	組織の方針を実現するために資源を活用し、看護組織をつくる力
質管理能力	患者の生命と生活、尊厳を尊重し、看護の質を組織として保証する力
人材育成能力	将来を見据えて看護人材を組織的に育成、支援する力
危機管理能力	予測されるリスクを回避し、安全を確保するとともに、危機的状況に陥った際に影響を最小限に抑える力
政策立案能力	看護の質向上のために制度・政策を活用及び立案する力
創造する能力	幅広い視野から組織の方向性を見出し、これまでにない新たなものを創り出そうと挑戦する力

病院看護管理者のマネジメントラダー 日本看護協会版．公益社団法人日本看護協会．2019,6.より引用

2　地域包括ケアの時代には概念化スキルが必須

　これら6つの能力は、そのベースとなる「本質を見極める」「大枠を理解する」という概念化スキルを前提に設定されていると考えられます。また、病院看護管

図 1-25　これからの看護師にはすべての階層で概念化スキルが求められる

創造する能力 ← 病院看護管理者が地域にまで視野を広げることを意識して設定された

病院と在宅を合わせて「地域」という大枠として理解し、そこでの本質的な課題を見出して新しいものを創ることが期待されている

地域包括ケアシステム時代の看護管理者には「概念化スキル」習得が必須！

理者が地域にまで視野を広げる事を意識して「創造する能力」が設定されていますが、これは、病院と在宅を合わせて「地域」という大枠として理解し、そこでの本質的な課題を見出して管理者が新しいものを創ることを期待していると考えられます。これは、まさに概念化スキルがないと到底できないことです。（図1-25）

管理者・看護職の共通言語としての概念化スキル

1 共通言語・共通ツールをもつ

　私は日本全国の病院、看護協会、大学などで、主に看護管理の講義をさせていただいています。師長が対象の時もあれば、主任・リーダークラスが受講することもあります。講義で学んだことを、ぜひ現場で活かして欲しいと思っており、そのために役立つのが、「共通言語」です。

　看護管理分野で使用する言葉は、看護技術で使う言葉とはまったく異なります。専門職である看護師であれば臨床で使う専門用語は、みなさん学んで知っているため、普通に話が通じます。略語であったり、慣用句であったり、ドイツ語由来のものであっても、ほぼ通用します。呼吸器系の病棟で「キセツ」といえば、「季節」でも「既設」でもなく、「気管切開」のことと通じます。

　では、管理用語の場合はどうでしょうか？　さらに、これまでこの書籍を読んで登場した概念化スキルにかかわる言葉についてはどうでしょうか？　初めて聞いた言葉もあるかもしれません。師長は知っていても、副師長は知らないということもあるかもしれません。概念化スキルは、もちろん副看護師長も含めた管理者に必須のスキルですが、スタッフであっても必要なスキルといえます。臨床の現場で問題が起きた場合など、問題の本質、全体像を捉えることは、スタッフであっても必要です。

　管理者とスタッフ、管理者同士、あるいは部署のメンバーと、発生した問題や

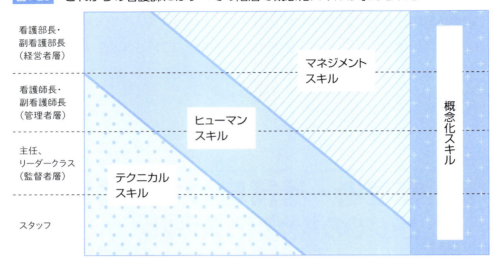

図1-26 これからの看護師にはすべての階層で概念化スキルが求められる

　管理課題について対話する際には、共通言語が必要です。新人であってもスケジュール管理は行いますし、現場で発生する問題にも遭遇します。管理手法や思考法は管理者だけが知っていればよいというものではないのです。共に、氷山モデルや三角モデルで考えるという共通言語、共有ツールをもつことで、より一層の理解が深まり質の高い対話ができるはずです。

2 概念化スキルはすべてのスタッフに必要なスキル

　先に紹介したコンセプチュアルスキルは、1950年代にロバート・カッツが管理者、特にトップマネジメントに必要なスキルとして提唱したものです。当時はまだ、「マネジメント」という言葉もない時代でした。時代が進み、今の日本の看護界において概念化スキルは、看護部長クラスのトップマネジメントに限らず、看護師長に代表される管理者層、主任・リーダークラスに代表される監督者層からスタッフに至るまでの、すべての階層に必要なスキルとなったといってよいでしょう（図1-26）。

第1章　概念化スキルが業務の質を変える

管理者への概念化スキル教育の実際――海老名総合病院の事例から

　私は多くの病院で概念化スキルの研修講義を実施していますが、そのなかから、海老名総合病院（神奈川県）の事例をご紹介します。

　海老名総合病院看護部では、2015年より、先行して看護科長（看護師長）に対して概念化スキルの研修を行いました。その後、2016年から係長・主任に対し、まず「リフレクションとファシリテーション（3回シリーズ）」の講義を行い、翌17年に、3回シリーズで概念化スキルの研修を行いました。

　驚かされたのは、係長・主任たちの積極的な行動です。2016年・2017年の研修終了後、そこでの学びを活かして、自主的に課題解決に向けた実践（実践テーマは各自自由）を開始したのです。主任・係長研修でのグループごとに分かれ、実践状況を相互に支援し共有もしていました。さらに、その実践からの学び・成果の発表会を自主的に企画・開催までしたのです。この発表会は、看護部管理職（科長以上）にも参加を呼びかけました。まさに、考え、実行する管理者に成長したと思われます。

　私も発表会の資料を読ませていただきましたが、素晴らしいものが多くありました。代表して、A主任さんの発表をここで紹介します。

■前年度の課題へ取り組んだ結果
問題の本質を捉えずに行動するため「もぐら叩き」のような対応ばかりである。起こっている事象に対して、振り返りが浅く、深堀できていないと自己分析したことから、事象を掘り下げて考えてみることにした。
今年度の取り組み事例
「転倒転落」「急変」発生時の記録について、確認作業に追われ、タイムリーに指導ができていない現象がある。記録不備箇所が多い項目の抽出、分析、根本原因への対策を行うことにした。

表1-4　具体的な問題の抽象化

具体的な問題	少し抽象度を上げると	さらに抽象化すると
記録不備がある	読み返さない	他者との関わりが少ない
記録ポイント表が活用されない	記録ポイント表の存在が周知されていない	
記録確認追われる	作業に追われる	
タイムリーな指導ができない	記録ポイント表を用いた指導ができていない	

具体的な問題	抽象化しない問題解決	抽象化後の問題解決
記録不備がある	確認後、直接指導する	病棟全体で記録指導ができる方法を検討する
記録ポイント表が活用されない	記録ポイント表の保管場所を伝達する	
記録確認に追われる	勤務の時は、記録の確認を行う	
タイムリーな指導ができない	記録確認後、対象者が勤務の時、声をかける	

具体的な行動計画

①2017年4月－9月の看護記録から、記録ポイント表を参考に記録不備箇所の項目を集計する

※記録ポイント表＝2016年度主任係長会記録担当チームで作成した用紙

②記録不備の多い項目を分析し、不備理由の原因を抽出する

③記録不備原因に対する対策を検討・実施する

④2017年10月－2018年3月までの看護記録から、記録ポイント表を参考に記録不備箇所の項目を集計する

⑤対策後の「転倒転落時」「急変時」の看護記録不備を減少させるために活動する

表1-4を見ると、Ａ主任は、具体的な問題を抽象化して「他者との関わりが少ない」とし、抽象化後の問題解決策として「病棟全体で記録指導ができる方法を検討する」という具象→抽象の行き来をしていることがわかります。

さらに、三角モデルで可視化して問題を構造的に捉え、俯瞰し、自分が

第1章　概念化スキルが業務の質を変える

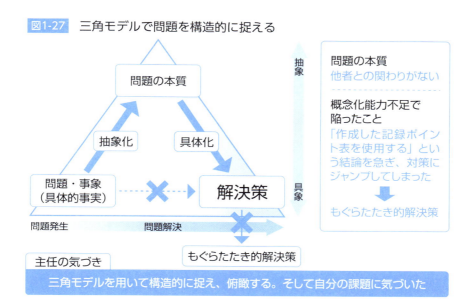

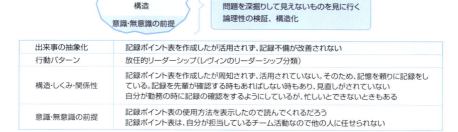

もぐらたたき的解決策を取っていたことに気がつきます（図1-27）。そのうえで、次に氷山モデルを描き、問題の本質に迫ろうとしました（図1-28）。

Ａ主任は、この経験をリフレクションして、

・まだまだ自分は問題の本質を捉えずに、見えている事象に対する対策しか考えていない
・悩んでいることを表に出して、他者の意見を聞く。そうすると違った発想が生まれる
・一方的に伝えるだけでなく、実践レベルで取り組める方法を考えていく必要がある

と振り返りました。

三角モデル・氷山モデルを用いて、論理性を検証しながら、構造的に捉え、俯瞰することで、本質的問題に気付き、自分の課題に気づいたのです。まさに、自ら考え行動し、モデルを活用しながら、気づきを得ていったのです。

海老名総合病院の恩田美紀看護部長(当時)は、研修成果発表会の内容から、「実践と連動し、成果・学びが得られたと考えられる主任・係長」が育った要因として、

①モデルを用いて、「いつもと違う深く思考」、「思考・実行の習慣化」
②グループメンバー・同僚間のサポート支援
③自部署科長(師長)の支援〜研修の学びを部署目標や役割と連動させた実践支援
④異なる経験・価値観を知る・理解する機会、ロールモデル発見
の４つを挙げています。

先行して概念化スキルを学んだ科長(師長)がいるため、共通言語を持つことができたのも質の高い支援につながっていると思われます。また、思考・実行の習慣化も大きなカギです。これを継続することによって、概念化スキルが自分のものになって現場での活用につながり、看護管理の質が高まっていくのです。

第2章

概念化スキルを
組織分析・組織目標設定・
戦略策定に活かす

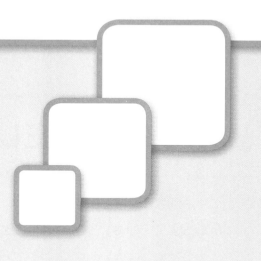

1 看護管理者は組織分析が苦手？

　全体像を捉え本質を理解するのが概念化スキルです。組織長である管理者が自組織の分析をする際、概念化スキルを活用できると、質の高い、本質を捉えた分析が可能になります。うまく組織分析が行えれば、自組織を取り巻く環境を把握するとともに、何が真の問題なのかを捉えられます。

　ただ、私がこれまでに会った何人かの教育担当の副看護部長に聞いたところでは、看護管理者は、どうも組織分析が苦手のようです。組織分析には論理性も求められますが、何より、概念化スキルが不足している、または学んではいても上手に活用できていないがゆえに、的確な組織分析ができないというケースが多いのではないでしょうか。組織は、組織分析に基づいて戦略を立て、解決策を立案したり、部署目標を立案したりしていきます。ゆえに組織分析は重要であり、精度の高い分析が必要です。

　次に、簡単に一般的な組織分析について整理しておきます。

2 SWOT分析を正しく使うには

　組織分析の手法は数多くありますが、一般的によく使われるのは、SWOT分析です。看護管理者であれば、SWOT分析をどのように行うのかについては、すでにご存じのことでしょう。もはや管理者が理解しておくべきスタンダードツールともいわれ、多くの病院、看護部で導入されています。

　私は、組織分析の講義を多くの看護協会や病院で実施していますが、これまでに拝見したSWOT分析のうち、正しく分析できているケースはほんのひと握りでした。SWOT分析から組織の戦略を導き出すのですが、分析が不十分なゆえに、的外れな戦略になってしまっているのです。この章では、SWOT分析を中

第2章　概念化スキルを組織分析・組織目標設定・戦略策定に活かす

◆ **現状調査**

問題の現状を調べることです。現れていることの事実と情報を詳細に収集します。そして出来るだけ多くの関連データも集めることが望まれます。現状調査は特別な知識がなくとも、進めていける段階です。

◆ **原因調査・分析**

現状調査結果を基に原因の分析を行います。問題には「必ず原因があるはずだ」という視点に立ち、原因を探っていきます。また探し出した原因には、さらなる原因があるかもしれません。こうして真の原因を探していきます。また、同じ問題が過去の事例にないかを調べることも有効です。

■ **問題分析**

原因が明確にならない問題や、複雑に原因が絡んだ問題、簡単に解決できない原因のある問題については、問題分析を行っていきます。関係する様々 な要素を見つけ出し、問題を整理体系化していきます。この分析方法の一つにロジックツリーがあります。ロジックツリーでは縦の要因（原因のさらなる原因）と横の要因（区分の異なる原因）を組み合わせて図解化していきます。

心に解説していきます。

1 ＞ 内部環境と外部環境から全体像を明らかにする

　SWOT分析は、自組織の内部環境として強みと弱み、外部環境として機会と脅威を抽出し、全体像を明らかにしていきます。外部環境は自部署の外のことを抽出するため、同じ医療圏にある同じ病院の病棟師長であれば、抽出される外部環境の多くが共通するはずです。ただ、考えられる外部環境をすべて抽出しようとすると、それこそマクロ的な「少子高齢化からはじまり、ミクロ的な「看護部の○○の変更」などいくらでも出てきますので、キリがなく効率的ではありません。

　SWOT分析は、各項目を数多く出すことが目的ではなく、列挙した後に分析することが最終目的です。効率的にクロス分析を行うためにも、自部署に直接的に関わりそうな環境変化と、クロス分析に有効であろう機会と脅威を想定しなが

ら各10個程度、緊急性と重要性を鑑みて優先順位をつけて書き出します。そのためには、自部署のことばかり気にするのではなく、診療報酬改定情報などの法規・制度を中心に、普段から社会情勢の変化、病院や看護部のトップが何を考えているのかという情報に敏感になっておくとよいでしょう。そうすれば、「この変化は自部署の弱みである○○を転換するのに良い機会になるな」「この機会を捉えてさらに磨きをかけよう」と有効なクロス分析ができるのです。自部署を客観視し俯瞰することで全体像をより的確に捉えられ、さまざまなものが見えてきます。SWOT分析は、多くは年度初めに行いますが、戦略については、敏感にアンテナをいつでも立てておく必要があります。

2 感情に影響されないように注意を払う

　一方、強みと弱み、すなわち内部環境においても同様のことがいえます。特に、弱みは数多くの項目が出てきて、20個くらいになることもあります。こちらも同様に10個程度に絞るとよいでしょう。しかし、ここで重要なのが、管理者が抜き出したものが本当に強みなのか、弱みなのかという判断です。

　管理者が自部署を客観視できていないと、管理者の主観・思い込みが入り込み、勝手に「強み」「弱み」にしてしまいがちです。特に、弱みについては、感情が影響して客観性を欠いたりする一方で、自分が期待するレベルや理想像が高すぎるために、平均的なのに弱みとしてしまうこともよくあります。自分だけの物差しで評価してしまうと分析の精度が下がるため、注意が必要です。また、具体的で目に見える問題ばかりに捕らわれず、概念化スキルを使って見えないものを把握しようとする姿勢も求められます。

　以下に、SWOT分析でよく見られるエラーの傾向を示します。

- 自部署の「計画」を機会として捉えている
- 自部署の「課題」を脅威としている
- 弱みを自部署の脅威にしている
- 強み・弱みが主観的・感覚的・抽象的になっている
- 「よいところ」は、必ずしも強みではない

第2章　概念化スキルを組織分析・組織目標設定・戦略策定に活かす

組織の問題・課題の本質を捉える——見えないもの・弱みの本質とは

1 概念化スキルを使って見えないものを見にいく

　外部環境、内部環境と自部署を取り巻く環境を整理したら、次いで原因調査・分析、問題の分析を行います。このプロセスは概念化スキルが試されるところです。ここからは、SWOT分析の事例を用いて解説していきます。

　表2-1は、A病院B病棟のY師長が行ったある年度のSWOT分析のうち、内部環境分析を行ったものです。部署の強み・弱みを抽出していますが、このデータから、B病棟はどんな病棟だと把握できるでしょうか。皆さんは何を感じるでしょうか？

　強みから、ケアカンファレンスや退院支援カンファレンス、他施設・他部署との交流が行われているスペシャリストが多い病棟と想定され、優秀なスタッフが多いように見受けられます。一方、弱みからは、棚卸の在庫数が合わない、整理整頓ができていない、記録の質が低い、ルールを守れない風土、重要インシデン

表 2-1　A病院B病棟　内部環境分析

強み	弱み
①ケアカンファレンスが定着している（87件／月） ②退院支援カンファレンスの件数が増えた ③PNS体制の見直しを行った ④毎年、他施設との交流が行われている（出向・出向研修） ⑤院内の人事交流勤務を3名が経験した ⑥PNSマインドについて全スタッフが受講した ⑦薬剤関連のインシデントが昨年度に比べ40件から21件へ減少した ⑧インシデント発生時・新たなルール作成時のマニュアル（フローチャート）が作成された ⑨NCPR、BLS、CTGスペシャリスト、CDEJ等、スペシャリスト、有資格者が多い	①物品管理の意識が低い（棚卸しの在庫数が合わない） ②病棟内の整理整頓ができていない ③記録の質が低い ④ケアカンファレンスで積極的な意見交換がない ⑤PNS体制が整っていない（PNSアンケート調査結果による） ⑥土日の稼働率が低い ⑦ルールを守れない風土がある ⑧3年目以下のスタッフが6名／28名である ⑨重要インシデントが昨年3件から5件へ増加した ⑩予測したナースコール対応ができていない

トの増加など、およそ優秀なスタッフが多い職場とは思えないような弱みが抽出されています。

　優秀なスタッフが多いにも関わらず、在庫数が合わない、整理整頓ができていない、ルールを守れないなど、通常では考えにくいエラーや弱みの現状が浮き彫りになっています。優秀な能力を備えているにも関わらず、その能力が発揮できないということは、どういうことなのでしょうか。何か見えていないもの、隠された原因があるはずです。ここで概念化スキルを活用して、見えないものを見にいかなければなりません。仮説や類推、直観などを使って見えないものを見にいき、全体像を明らかにする必要があります。

2 ＞ スタッフは優秀なのにミスが多い原因は？

　優秀な看護師がミスを起こすということは、気が緩んでいるか、よほど注意力が低下しているとしか考えられません。または、できるのにやらないのであれば、モチベーションが上がらない環境にある、大いに下がっているとも考えられます。そのほか、めったにないことですが、できるのに敢えてやらない・やれないという場合もあります。

　どんな時に「注意力が低下」し、「モチベーションが下がり」「敢えてやらない・やれない」のでしょうか。これは明らかに第三者の力、部署内に誰かの力が影響していると思われます。グループマネジメントの観点でいえば、組織に"ある力"が働いていると類推するのが妥当でしょう。では、誰のどんな力でしょうか。

　一般的にどこの病棟でも、インフォーマルグループが自然発生的に作られます。多くは、優秀な中堅・ベテランスタッフがそのリーダーとなります。いわゆるインフォーマルリーダーです。仕事ができるスタッフですから、多くの若手スタッフはそのインフォーマルリーダーを尊敬し、指示に従って動きます。同じチームになったり、一緒に夜勤などをする場合は、それが顕著に出ます。言い方が適切ではないかもしれませんが、いわば裏の番長的存在です。

　ここからは仮説となりますが、

- B病棟では、中堅・ベテランの優秀な看護師がインフォーマルリーダーになっ

ている
- 若手スタッフがインフォーマルリーダーを頼りにして、なんでも言うことを聞く状況になっている
- 師長とインフォーマルリーダーの関係性があまりよくない
- 陰でインフォーマルリーダーがスタッフに「あんな師長の言うことなんて聞かなくていいのよ」と言っている
- 師長よりもインフォーマルリーダーがその部署に長く在籍し、何でも知っている
- インフォーマルリーダーはスペシャリストとしての資格を有している

ということがあったとしたらどうでしょうか。優秀な看護師なのに単純なミスを起こすという結果との間に因果関係が成立し、弱みで出てきたことがすべて説明がつきます。Ｂ病棟には、インフォーマルリーダーがいる可能性が大きいのです。そして、「あんな師長の言うことは聞かなくていいのよ。私のやり方でやりましょう」と発言し、それがほかのスタッフに大きな影響をおよぼしているのではないでしょうか。

この分析資料を読んだ後、Ａ病院の副看護部長に確認したところ、確かにＢ病棟にはインフォーマルリーダーが存在しているとのことでした。

4 組織目標を立案する

1 弱みの裏返しにならないよう注意する

組織分析が終わったら、次に行うのが組織目標の立案です。ここで、気を付けないといけないのは、「弱みの裏返し」的な目標設定にならないようにすることです。Ｂ病棟のSWOT分析の弱み欄を例に取れば、

① 物品管理の意識が低い
② 病棟内の整理整頓が出来ていない

③ 記録の質が低い

からは、次のような目標を安易に立てがちです

① 物品管理の意識が低い→物品管理の徹底

② 病棟内の整理整頓が出来ていない→病棟内の整理整頓

③ 記録の質が低い→記録の質を高める

　何が悪いのかと思う人もいるかもしれませんが、弱みで抽出された事実は、すべて起きている事象、結果にすぎません。ただ、明確だからこそ、つい、この類の目標を立ててしまいがちです。皆さんも思い当たる経験があるのではないでしょうか？

2 ＞ 弱みの真の原因を突き止める

　弱みの事象、結果からストレートに立てる目標は、コインの裏返し的目標、もぐらたたき型目標にすぎません。現場で起きている表面的な問題だけを見て目標を立てると、そうなってしまいます。弱みはある意味、部署活動の結果です。この弱みは、どこから来ているのか、その真の原因を突き止めずに、本質的な問題を放置したままでは、決して目標達成はできません。組織目標は、単純に弱みから目標を立案すると本質からはずれる可能性が高いのです。第一番目に立てるべき目標は別にあると思わなければなりません。

　なぜ、物品管理の意識が低いのか？　それは中堅看護師がインフォーマルリーダーになっているからである→なぜ中堅看護師がインフォーマルリーダーになっているのか…と掘り下げて行きます。

　一般的に考えてみましょう。中堅・ベテランスタッフがなぜインフォーマルリーダーになり、「師長の言うことは聞かなくてよい」などと対立的に言うのでしょうか？　このような言動からは、インフォーマルリーダーは、おそらく師長に対して怒り・不満といった感情を持っていると考えられます。この怒り・不満は「師長は私のことを認めてくれない、避けている。師長がそうならば、私がこの病棟の影のリーダーになってやろう」という考えから湧きあがるのです。

　ではなぜ、怒り・不満などの感情を持っているのでしょうか。全体像が見えない場合は、さらにこの感情を掘り下げます。怒りは、心理学的に二次感情に分類

第2章　概念化スキルを組織分析・組織目標設定・戦略策定に活かす

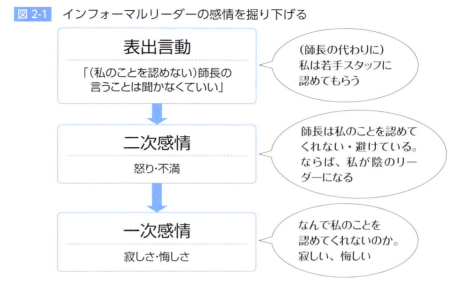

図 2-1　インフォーマルリーダーの感情を掘り下げる

されるといわれます。その下には、一次感情と呼ばれる「寂しさ」「悲しさ」があります。人は寂しいから怒るのです。悲しいから怒るのです。インフォーマルリーダーの怒りの根っこには、「なんで認めてくれないのか」という寂しさの感情があるのです。

この一次感情は奥深くに沈み、隠れていることが多く、より相手に伝わるように、二次感情として「怒り」に姿を変え、表出させるのです。この事例に即していえば、寂しさを感じているインフォーマルリーダーは、怒りによって「自分を認めてくれない師長を変えよう」としているのです（図2-1）。

この事例のように、感情は人間の大きなエネルギーの源泉となります。論理と感情を比較すれば、圧倒的に感情のほうがパワーがあるのです。頭では上司である師長に従わなければならないとわかっていても（論理）、感情のエネルギーが勝り、対立してしまうのです。

3　解決に向けて自らが動く

となると、師長が緊急に解決すべきはインフォーマルリーダーの心の奥底にある「寂しさ・悲しさ」を解消することです。そして、その解決の主体者は、師長

本人なのです。相手を変えることは難しいことです。であれば、自分が動くしか問題解決の方法はありません。問題解決の矛先は決してインフォーマルリーダーにではなく、自分に向けます。

　仮に師長が、「困った中堅スタッフだ。私の指示を守らないばかりか、スタッフにまで悪影響を及ぼしている」と考え、インフォーマルリーダーの考え方を変えようとしても、この問題は絶対に解決しません。お互いに相手が悪いとなり、師長とインフォーマルリーダーとの間は、ずっと平行線のままで、決して解決することはありません。以上のことから考えれば、師長が、インフォーマルリーダーとなっている中堅・ベテランに対して、普段から承認するなど関わり方を見直し、コミュニケーションの取り方を変えることを第一にすれば、このような問題は起こらないといえるでしょう。

戦略策定は概念化スキルを最も活用できる場

1　抽出された要素から全体像を捉える

　組織において概念化スキルを一番活用できるのが、この戦略策定の場面ではないかと思います。SWOT分析など組織分析で抽出された、強みや弱み、機会と脅威などさまざまな要素が出そろった段階で組織の戦略策定を行いますが、この抽出された要素を眺めるということは、まさに組織の大枠を理解する・全体像を捉えることにほかなりません。そのうえで戦略を策定するというプロセスは、新年度、自らの部署で何が最も大きな課題なのかを見据える作業です。これは、部署の問題の本質を理解することにつながります。

　例えば、組織分析で「PNSがうまくいっていない」「残業が減らない」「インシデントが減らない」などの目に見える問題が次から次へと出てきたとします。管理者は、問題山積、どこから手を付けようか、困ったではすまされません。これらの問題をすべて解決しなければなりません。PNSのどこがうまくいってい

ないのか、どういう場面が特に残業につながっているのか、どこの手順がうまくいかずにインシデントが減らないのかなど結果をさらに細かく観察し、原因は何かを探っていきます。そのうえで、その原因のさらに下、根っこには何があるのか、真の原因は何かという見えないものを把握しながら、どのように解決していくかの戦略を立てるのです。

2 真の原因を見つけ、具体的解決策を立案する

　PNSのどこがうまくいっていないのかを調査すると「パートナーに遠慮して、業務を自分がやってしまっている」ということが出てきました。また、残業が減らないことについては、「次の勤務帯に引き継ぐ時に、前の勤務帯で残っている業務を頼めずに残業につながっているケースが多い」ことがわかりました。また、インシデントが減らない理由として、「確認作業がおざなりになっている」、ということがわかりました。

　このように詳細な調査を進めていくと、いずれも「部署内でのコミュニケーションや、話し合う機会が減った」という、根っこにある真の原因が浮かび上がってくるのです（図2-2）。真の原因がわかれば、後はそこから具体的な解決

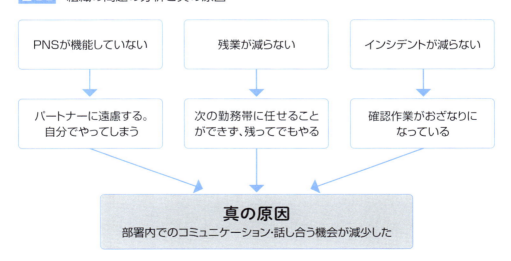

図 2-2　組織の問題の分析と真の原因

策を立案します。ミニカンファレンスを開いたり、部署内で看護を語る会を開くなど意図的に話し合う場を作ったり、普段は希薄になりがちなスタッフ間のコミュニケーションを活性化する具体策を実行するのです。実行後は、コミュニケーションの活性化が及ぼすさまざまな影響を確認します。お互いのことをよく知ることで、パートナーに対する遠慮がなくなった、次の勤務帯への業務引き継ぎが気軽にできるようになった、確認作業を確実に始められるようになったとなれば、しめたものです。いずれPNSが円滑に実行され、残業が減り、インシデントが減ってくるはずです。このように真の原因までたどりついた上で解決策を立てることで、単なるコインの裏返しではない戦略的な目標が立てられるようになるのです。

BSCとストーリーテリング

　看護管理者の皆さんであれば、BSC（バランスト・スコアカード）をご存知の方も多いと思います。実は、戦略目標が立てられるようになるとBSCは自然とうまくいきます。医療機関の経営管理において、BSCは代表的な戦略マネジメントシステムの一つであり、病院として、また、看護部として導入して活用しているところも多いと思います。

　BSCでは、「学習と成長の視点」「業務プロセスの視点」「顧客の視点」「財務の視点」の4つの視点で業績目標を立て、その指標をもって年間のマネジメントの評価をします。そして、この4つの視点で立てられた目標は各自が独立したものではなく、因果関係を持って連鎖して組織のビジョンを達成していく目標と捉えます。

1 ＞ 4つの視点をストーリーでつなぐ

　すなわち、教育・研修によってスタッフの能力が高まれば（学習と成長の視

点)、業務や看護サービスの質が高まり(業務プロセスの視点)、業務や看護サービスの質が高まれば、患者・家族・他職種・地域・スタッフの満足度が高まる(顧客の視点)と考えます。そして、患者・家族・他職種・地域・スタッフの満足度が高まれば、おのずと病院の収益が増加する(財務の視点)というストーリー(図2-3)、すなわち組織戦略をマップやシートを用いて描くのです。

　ここで確認しておきたいのは、4つの視点のベースとなるのは「学習と成長の視点」であるということです。病院にとって最も重要な経営資源は人的資源、すなわち人材であり、その能力をいかに高めるかがすべてのスタートであり、学習と成長の視点の成否が、病院の収益につながっていくのだ、という考えなのです。逆に、スタッフの教育・研修をしない病院は、いくら業務の質や患者満足度を高めようとしてもうまくいかないし、ましていわんや病院収益はよくならないといえるでしょう。

2 戦略をストーリーで語る

　戦略のストーリーができたら、今度は、そのストーリーをスタッフに伝えていきます。ストーリーで語ることを「ストーリーテリング」と言います。ストー

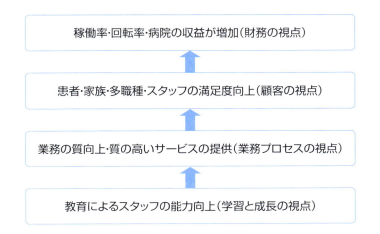

図2-3　BSCを活用した因果連鎖ストーリー原案(=戦略)「〜すると〜となる」を繰り返す

リーテリングとは、自分が伝えたいことを、それに関する印象的な物語や体験談を載せて語ることです。ストーリーは、単に時系列的に話すことではありません。その特徴は次のようなものです。

- ストーリーにはより多くの人の心を動かし、活動に巻き込む力があります
- ストーリーを 使えば興味を持ってもらえます
- ストーリーを使えば、相手の感情を動かすことができるので、共感してもらうことが可能になります
- ストーリーというものは記憶に残りやすい

最近のテレビコマーシャルには、ドラマ仕立てのストーリー形式のものをよく見かけます。多くの人を巻き込み、記憶に残るようにするためには、ストーリーで語るのが効果的だからです。管理者にとっても、組織の戦略を達成するためには、スタッフにストーリーで語ることが有効なのです。

7 学習する組織

学習する組織とは、1990年代の初めにアメリカで提唱された概念です。一言で表せば、「システム思考を基盤に持ち、組織が効果的に変化を作り出す力を有し、継続的に成長し続ける組織」のことをいいます。その特徴は、さまざまな変化にも対応できる「しなやかさ」にあります。しなやかさは、弾力性や柔軟性を有するとともに、復元する力も持っている状態といえます。学習する組織は、新たな環境であっても、自ら考えることで、その環境に適応した組織を作ることができることが特徴です。変化をチャンスと捉え、常に進化し続けられるのです。

学習する組織を作るためには、3つの力が必要です。1つ目は「自らを動かす力」です。これは、学ぶ意欲、共有するビジョンを持つことがその力に当たりま

す。個人、チーム、組織一丸となり、自分たちが本当に望むことを思い描き、それに向かって自ら望んで変化していく能力と言えます。集団力学で証明されているように、ビジョンの力は大きいのです。2つ目は、複雑性を理解する力です。言い換えれば、システム思考といってよいでしょう。自らの理解とほかの人の理解を重ね合せて、さまざまなつながりで作られるシステムの全体像とその作用を意識し、理解する能力です。3つ目は、共創的に対話する力です。個人や組織には必ずメンタルモデル（物事をどのように認識し、解釈しているかという認知モデル、イメージ）があります。そのメンタルモデルを排して対話できると問題が解決しやすくなります。個人、チーム、組織に根強く存在する無意識の前提、すなわちメンタルモデルを共に振り返り、意識しながら創造的に考えるのです（図2-4）。

1 学習しない組織は同じことを繰り返す

　一方で、学習しない組織は過去と同じことを繰り返します。過去に決められたこと、成功事例をダウンローディングして、永遠に再生するのです。ダウンローディングとは、「過去の経験によって培われた枠組みの内側で、今の自分の思考

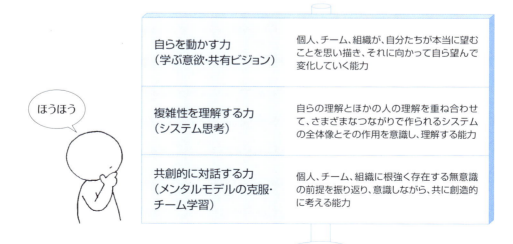

図 2-4　学習する組織を作る3つの力

や意見などが再現され、その思考や意見に意識の焦点が当たっている状態」と定義できます。この状態は、まさに意識を奪われている状態であり、「自分の頭のなかで繰り広げられている世界を見ている」と言ってよいでしょう。過去の経験による枠組みが思考や行動をパターン化させてしまい、結果的に新しい考えや行動が生まれなくなってしまうのです。長年同じことを繰り返していると、人は同じ枠組みの中でしか考えられなくなってしまうのです。新しいことを実行しにくい、改革が生まれにくい状態と言えます。

　学習する組織を作る3つの力には、全体像を捉え本質を理解できる概念化スキルが欠かせません。変化し続けられるしなやかな組織を作り、どんな場面でも学び合い、切磋琢磨しあえる組織が理想です。

8 活用事例——正しい組織分析が戦略性の高い解決策につながる

　A病棟はクリティカルケア看護を実践。細やかで迅速な対応ができるよう多くの知識と技術が必要とされ、生き生きと働く先輩看護師も多いなか、新人看護師が定着しないことが課題となっていました。

　A病棟の師長は、着任と同時に、病棟の現状を把握するため全スタッフと個別面接を実施しました。そこで明らかとなったことは、自己の能力と求められる能力にギャップ感じてリアリティショックに陥る新人看護師と、新人に対して安全で質の高いケアを求める先輩看護師の意識の差でした。

　師長はこのギャップを埋めることが定着につながると考え、
①病棟の新人看護師育成プログラムが現状の能力と合致しているか、副師長・教育担当者と見直し、看護師全員に周知する
②先輩看護師に「大切にしている看護」について各自1事例ずつまとめてもらい、新人看護師に向け語る場を設ける。一方、新人看護師は「1年

第2章　概念化スキルを組織分析・組織目標設定・戦略策定に活かす

後の私」と題し、なりたい自己の姿についてまとめる

③チームリーダーには任命理由を明確に伝え、短期ビジョンである「新
人看護師が『1年後の私』を実現できるよう支援する」が達成できるよう
具体的育成計画を共に立案する

以上3点について取り組むことにしました。

自己の看護を語ることに抵抗を示す先輩看護師もいましたが、新人看護
師が真摯に傾聴する姿を見て、次第に熱く語ってくれるようになりまし
た。

1　コミュニケーションが問題の本質と見抜いた師長

　この事例の看護師長は、新人看護師が定着しないことを病棟の課題としており、まずは目に見える課題設定はできています。そして、その課題について考える際、「そのためには何をする」という解決策を単なる「新人看護師への教育」としていないことが注目すべき点です。

　普通に考えれば、意識のギャップがあれば新人を教育して能力を高めてギャップを縮めようとすることを考えるでしょう。しかし、この師長はそうしませんでした。ここに戦略思考が見て取れます。

　新人に対しても安全で質の高いケアを求める先輩看護師に対して、新人に求めるレベルを下げてもらうことでギャップを埋めようと考えたのです。しかし、先輩看護師の意識を変えること、すなわちレベルを下げることは簡単にはできないと考え、まずは、新人の現状を先輩に知ってもらうことから始めたのです。新人のことをよく知るためには、両者のコミュニケーションが欠かせません。ただ、通常業務だけでは、相手のことをよく知るところまでは行かないでしょう。そこで、師長は両者のコミュニケーションの機会を作ろうとしたのです。おそらく「先輩看護師と新人看護師のコミュニケーションがないことが新人が定着しない問題の本質」と考えたのだと思います。そうであれば、そこにコミュニケーションが起きるしくみをつくるのが、管理者の役割です。すなわち『先輩看護師の「大切にしている看護」について各自に1事例ずつまとめてもらい、新人看護師

に向けて語る場を設ける』という両者がコミュニケーションをするしかけを作ったのです。このしかけが功を奏し、先輩看護師が「新人看護師が真摯に傾聴する姿を見て、次第に熱く語る」ようになっていったのです。部署の先輩看護師が熱く語る「大切にしている看護」を聞いて動機づけされない新人はいないでしょう。一方で、「先輩看護師が大切にしている看護」を新人が真摯に傾聴するという構図は、間違いなく先輩看護師の承認欲求を満たしたはずです。役割を与えられ承認欲求が満たされれば、確実に動機づけされ、モチベーションが高まります。師長は、このしかけを作ることで師長自らが動かずとも、結果的に新人と先輩看護師の両方の動機づけを行えると考えたと推察されます。

このしかけで考えられる効果は、「新人と先輩の意識のギャップを埋める」にとどまらず、

- 先輩看護師の動機づけ、活性化
- 先輩看護師の新人看護師に対する意識の変化
- 新人看護師の育成、動機づけ、活性化
- 先輩看護師、新人看護師のコミュニケーション活性化、相互理解、暗黙知の伝承

と影響の大きいものです。このしかけは、極めて戦略性の高いものであるといえます。どのように課題を解決するのかを考えるロジックツリーの一種であるHowツリーで表せば、図2-5のようになります。

第 2 章　概念化スキルを組織分析・組織目標設定・戦略策定に活かす

図 2-5　Howツリーで問題解決する

新人と先輩の意識のギャップを埋める → 新人と先輩がコミュニケーションできるしくみを作る
- 先輩看護師の「大切にしている看護」を、新人看護師に向け語る場を設ける
- 新人看護師は「1年後の私」と題し、なりたい自己の姿についてまとめる

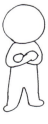

第3章

概念化スキルを
問題発見・問題解決・
問題再発予防に活かす

何が問題か・本質は何かが見えていないことも

　管理者研修の演習を行うと、「うちの部署には問題はありません」と言う看護管理者が少なからずいます。本音なのか建て前なのかは定かではありませんが、本当にそう思っているとしたら、まさにそれこそが大きな問題です。

　物事を自分の視点からしか見ていないために問題が見えないのかもしれません。また、問題を見ようとせず、無意識に避けて「問題がない」としているのかもしれません。あるいは、自分の責任ではないと、スタッフや副師長、患者・家族、看護部のせいにして、自分には問題がないと思っているのかもしれません。何が問題かすらわからないのは、管理者として由々しき問題です。誰の問題か、どこが問題かが理解できないとなると、組織長としての役割と責任が果たせなくなります。

　一方、問題を認識できている看護管理者からは「日々、現場でおこる問題の解決に疲弊しています」との言葉をよく聞きます。通常業務だけでも多忙なところに、さらに問題が発生して問題解決に奔走する毎日で、1日があっという間に終わってしまうという方も多いでしょう。

　問題がいくつも起きると、「早く解決したい、不都合を直したい」いうことにばかり目が行き、何が問題か、問題の本質は何か、という視点が失われがちです。概念化スキルは、このようなケースにも有効に機能し、適切に問題解決ができるようになります。

1 〉問題解決のスタートは可視化から

　問題解決における本質へのアプローチのスタートは可視化です。まず出来事や事象などを、氷山モデルなどのツールを使って可視化します。同時に、考えられる原因（であろうもの）をリストアップします。

　繰り返しになりますが、これは単に目に見えるものを書き出すということではありません。氷山モデルでいうと、海面から下の部分、水中の見えないこと・わ

からないことも、論理的に考え、仮説を立て、類推して、書き出すのです。概念化スキルとは、見えないものを把握する能力なのです。問題となっている場面でのリーダーシップスタイル、しくみ・ルール、管理者とスタッフの関係性、思い込み、先入観、固定観念、風土、昔からのローカルルールなど、頭だけで考えるのではなく実際に紙に書き出してみると、より思考が活性化し、深まることがあります。

　次いで行うのが、抽象化です。氷山モデルで書き出された内容、特に、見えないものについて抽象化を行います。例えば、「コミュニケーション」などのキーワードで一般化するわけです。最後に、そのキーワードを使って、「部署内のコミュニケーションが不足」などの出来事の本質を表します（図3-1）。

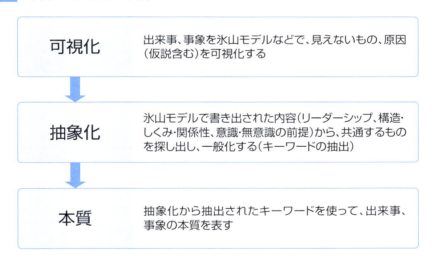

図 3-1　本質へのアプローチ例

問題を発見するには
――ジグソーパズルとルービックキューブ

　問題解決の道筋は上述の通りです。問題が見えていない状況には、問題を認識できずに問題がないと誤解している場合もあれば、観察が不十分で、現状が把握できていない場合もありますし、目標そのものが適切でない状況も問題がないと誤解しやすいものです。そして何より、管理者が自分の問題と思っていないなど、主体者が明確でない状況も問題がないとの誤解が起きやすいです（図3-2）。

1　問題にはジグソーパズル型とルービックキューブ型がある

　まず、問題の種類にはどんなものがあるか考えてみましょう。問題は、大きく分けてジグソーパズル型とルービックキューブ型に分類できます（図3-3）。
　ジグソーパズル型は、「達成したい状態（あるべき姿）に到達するための手順が論理的に分割でき、実行に移せば解決できる問題」です。分割された手順は独立しており、相互には影響を与えず、手順を積み上げた分だけ解決に向けて前進

図 3-2　問題がないと誤解している状況

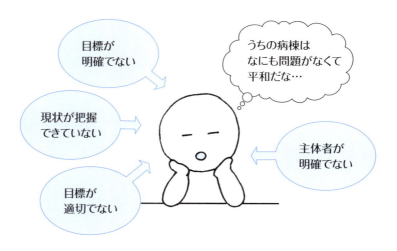

第3章　概念化スキルを問題発見・問題解決・問題再発予防に活かす

図3-3　問題の種類

ジグソーパズル型　　ルービックキューブ型

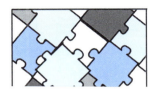
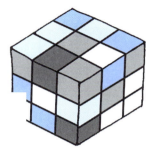

るため、問題を引き起こす原因
名称通り、ピースが欠けたとこ
ます。何かが足りなかったり不
ような問題です。

に絡み合っているため、達成し
て手を打っても、その打ち手が
決に向けて分業しても、要素が
を招くこともあります。さらに
の一部と化しており、問題を引
ご存じのように、ジグソーパズ
を揃えようとすると他の面も変
揃わせることが難しいのです。
は自分がその原因になっていた
ません。しかし、問題発見に努
で考えることが必要です。同時
に、自分のマネジメントを批判的に吟味することも必要です。

3 問題を捉える視座を考える

1 ジグソーパズル型問題は視座を上げる

　視座とは、物事を見る際の立場や姿勢というような意味です。問題は、どの視座から見るかによってさまざまな様相を呈します。例えば、視座を上げて高いところから見ると全体像が捉えやすくなります。

　ラグビーはプレイヤーの人数の多い複雑なスポーツですが、テレビ中継では、競技場の上にカメラを据えて放送していることが多いです。ゲームの流れ、ボールや選手の動き、空いているスペース、観衆の様子などは、上から俯瞰しないとわかりにくいためです。実際、ラグビーの監督もスタンドの上の方で観戦することが多いそうです。上からのほうがよくゲームが見えることがその理由です。

　「現場目線」という言葉があります。たしかに、細かい問題の発見には現場目線が適しているのかもしれませんが、試合の流れのなかで監督が選手に指示を出したり、流れを変えようとするためには、全体像が捉えられるスタンドからの目線

図 3-4　目の前の問題は視座を上げる

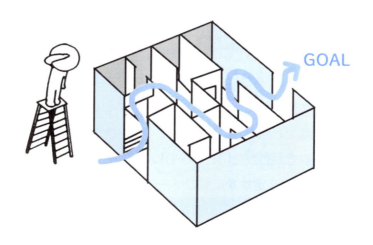

第3章　概念化スキルを問題発見・問題解決・問題再発予防に活かす

の方がよいのです。遊園地などにある大型迷路も、普通に歩くと見通しが立たずに迷うだけです。しかし、台などの上に乗って、壁より高いところに目線を置くことができれば、迷路全体を見ることができ、難なく抜けられます。部署で起きている問題をどの視座でみるのかは、問題解決においては重要なポイントです。目の前の問題は視座を上げることが基本です（図3-4）。問題が個々に独立しているジグソーパズル型問題では、視座を上げることで解決への打ち手が見えたりするものです。

2 ルービックキューブ型問題はシステム思考の視座で

　問題を捉えるにあたっては、第1章でも紹介したシステム思考が大いに役立ちます。概念化スキルに、大いに関係する考え方です。システム思考とは、先述の通り、システムの構造を考えて問題解決をする手法です。複雑な状況下であっても、変化に最も影響を与える構造を見極め、さまざまな要因のつながりと相互作用を理解することで、真の変化を創り出すことができるアプローチ方です。

　問題の見えている部分を表面的に捉えるのではなく、全体像をさまざまな要素のつながり（システム）として理解し、本質的な原因を見通して、最も効果的な解決のための働きかけを考えるのです。そのため、要素が複雑にからみあうルービックキューブ型問題を捉えるのに適しています。システム思考を身に付けることで、真の解決策を創り出し、変化を加速することができるようになります。システム思考は大局、全体像、根本を見るものの見方、思考法であるといえます。

　今の医療看護を取り巻く環境は、極めて複雑です。その複雑な状況下で、さまざまな要因のつながりと相互作用を理解し、真の変化を創り出すことに役立つのがシステム思考なのです。

　第1章でも述べた通り、システム思考の特徴は「時間の流れ」を捉えられることです。世のなか、時間とともに徐々に増えるもの・減るものがあります。その動きや流れ、トレンドを見ることができるのがシステム思考です。また、見えないものも含め、全体像も見て、さらに根本も見ます。根本はなかなか見えないものですが、その理由は自分自身の思考の前提や枠組み（メンタルモデル）が邪魔をして、物事の根本を見ることを妨げているからです。メンタルモデルに気づく

図 3-5 システム思考は大局・全体像・根本を見るものの見方・思考法

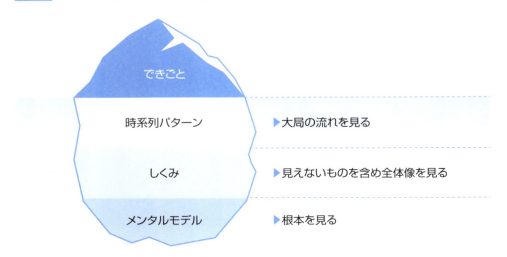

と、根本を見ることができるのです（図3-5）。

 問題を解決するしくみ作り

1 マネジメントの要諦はしくみにある

　複雑に絡み合って職場で対立が起きた場合の問題解決について考えてみます。その場合は、事柄に共通した「本来の目的」を考えることによって、お互いを包括し、本当に必要な解決策を考えることができるのです。

　時代の変化とともに変えるべきものは、たくさんあります。例えば、現在の病院には地域との連携強化とともに、より一層の退院支援が求められるようになっています。診療報酬改定や時代の変化によって、これまでのしくみが陳腐化したり、そぐわなくなるケースも出てくるはずです。

　新しいことを進めるにあたって、管理者の責務として重要なのは「しくみ」を

図 3-6　しくみがないことで問題が発生することが多い

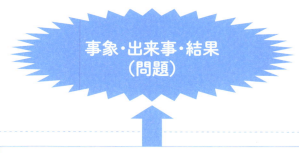

作ることです。どんなによい制度を作っても、しくみがなかったり不十分ではよい結果は得られません。現場で問題がおこるケースの大半は、しくみに問題があることが多いものです（図3-6）。

　極論すれば、マネジメントとはリーダーシップとしくみ作りであるともいえます。しくみ作りには管理のしくみ、コミュニケーションのしくみ、人を動かすしくみなどさまざまなしくみがあります。「私がいくら言ってもスタッフが動いてくれない」と嘆く管理者がいますが、それは多くの場合、しくみがないことがその背景にあります。管理者がしくみを作ることがいかに重要なのかを肝に銘ずるべきです。しくみは目に見えないがゆえに、その重要性に気づきにくいのですが、本来はリーダーシップより重要なのです。看護管理者は行動重視になりがちで、しくみ作りよりもスタッフやメンバーに直接働きかけることを好む人が多いように思えますが、しくみを意識するとよい結果が出るはずです。

2 〉現場でのしくみ作りは OODA サイクルで

　一般的に、経営管理ツールとして広く知られているのはPDCAサイクルです。しかし、時間がない場合、プラン（P）、すなわち計画を立てるのに十分な時間が取れない状況において、近年注目されているのがOODA（ウーダ）サイクルです。PDCAサイクルは、計画通りに実施してうまくいかない場合──特に問題が発生した場合に、あらためて計画を練ってPDCAを実行しようとすると、どうしても時間が必要となります。

　OODAは、米国空軍パイロットのジョン・ボイド氏が提唱した思考法、意思決定理論です。空軍パイロットは、計画に則って相手を攻撃するのではなく、相手の出方や周りの環境、相手と自分のスキル、現在の状況によって、攻撃方法や回避方法などを変えないといけません。このなかで、ジョン・ボイド氏は、Observe（観察）、Orient（方向づけ）、Decide（決定）、Act（行動）の4ステップからなるOODAサイクル理論を確立し、退役後は、戦争だけではなく、ビジネスにもそのサイクルを活用することを提唱しています。計画を作成できる場合はPDCAサイクルで進め、PDCAサイクルに含まれる現場での実行が重視される部分である作業手順はOODAサイクルにて進めていくという方策が適していると考えられます。OODAサイクルは、次の4ステップで進めます。

Observe（観察） ：とにかくよく相手を観察する
Orient（方向づけ）：過去の経験や知識を総動員して、何をすべきか状況
　　　　　　　　　　 判断をする
Decide（決定） ：意思決定する
Act（実行） ：実行する

　臨床現場では、計画を立てる時間的余裕がない場合がほとんどでしょう。そうのような場合の問題解決は、まずは観察（Observe）を行います。この際、短時間で全体像と本質を捉えるしっかりした観察がポイントとなります。

活用事例
——スムーズな退院支援のしくみを作る

　退院支援がうまくいかないケースは数多くあります。ここでは「しくみ」によってスムーズな退院支援が実現された事例を紹介します。

　私が、異動で師長として着任した病棟では、患者が、クリティカルパスから逸脱し退院困難となってから退院支援を開始している現状があった。退院支援は重要だと指導されているのに、なぜこの部署では退院支援のタイミングが遅いのか、その原因を探った。
　まず、部署の現状を把握するために、スタッフ一人ひとりから退院支援に関してどのような認識を持っているのか聞き取りを行った。スタッフからは「これまで入院早期から意識して退院支援をしたことがない」「実際にどうやって進めたらいいかわからない」という発言が多く聞かれた。また、適用されているクリティカルパスには退院支援は盛り込まれておらず、クリティカルパスに沿って介入しても退院支援に触れることがないため、退院が困難になって始めて支援を開始するという状況が生じていた。
　そこで、まず入院時スクリーニングで退院支援が必要とされた患者をピックアップし、週1回、カンファレンスで患者の情報と退院支援の進捗状況の共有を行った。定期的に行うことで、退院支援に対する意識が向上し、入院早期より退院困難な要因を持つ患者の情報共有ができ、退院支援に必要な情報収集、患者・家族への介入ができるようになった。
　次に退院支援に必要な知識を得るため、退院支援部門の看護師に依頼し、勉強会を開催した。患者の生活に関してどのような情報を取る必要があるのか、勉強会の内容をもとに情報収集ツールを作成し、そのツールを使用することで漏れなく必要な情報が取れるようになった。これらの取り組みにより、スタッフの退院支援に対する意識・知識は向上し、退院支援の進め方も浸透した。

河野秀一. できる看護管理者のシゴトのひみつ.
Nursing Business. 12（5）, 2018, 44-8. より引用改変

1 現状を踏まえて新たなしくみを作り出す

　診療報酬改定や時代の変化によって、これまでのしくみが陳腐化したり、そぐわないようになるケースも出てきます。以前からある基準・手順やマニュアル、クリティカルパスもしくみの一つです。紹介した事例では、スタッフに「退院支援を指導しながらも、現状分析するとクリティカルパスに退院支援が入っていないことが明らかになりました。そもそも、パスに乗る「標準的」な患者には退院支援が実施されないしくみだったのです。この病棟での患者がクリティカルパスから逸脱して初めて退院支援に取り組むという事実の原因は、ここにあったのです。しくみ上、退院支援が行われないようになっていたことに気づかずにスタッフに退院支援を求めていたわけです。

　事実としては、「クリティカルパスに盛り込まれていないから退院支援が行われない」という、当たり前の結果が出ていたにすぎません。退院支援などの新しいことを導入する際は、新たなしくみに変えることが必要なことが多いものですが、このケースでは改定作業の際の見逃しがあったのです。

　このことが明らかになると、師長は一気に退院支援のしくみを作っています。情報を取るしくみがなければ作るのが管理者の役割です。ツールがなければ、こ

図 3-7 論理的思考と問題解決

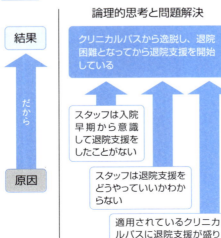
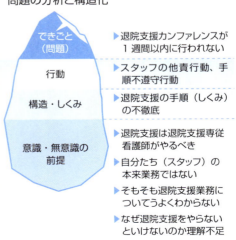

の師長のように作ればいいだけです。「ないからできない」と過去思考であきらめるのではなく、どうしたらできるかという未来思考で進めた結果、物事は前に進み出したのです。氷山モデルで示せば、図3-7のようになるでしょう。

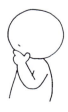

第4章

管理者は
「みんなちがって、
みんないい」の精神で

スタッフの多様な価値観を認める

1 価値観の押し付けとなっていないか

　価値観の多様化が、いたるところで言われています。管理者の持つ価値観とスタッフが持つ価値観は、違って当たり前です。管理者は、まず、この点を理解しましょう。自分とは異なる価値観を持つスタッフに出会った場合、管理者はその価値観を認めなければなりません。価値観に良い悪いはありません。金子みすゞの詩のように"みんなちがって、みんないい"のです。

　価値観を定義すれば、「いかなること、いかなる物に価値をおくかという個人の評価的判断」（大辞林）といえます。何を大切に思うかに関する個人の考え方であり、ある種の特質を好ましいと考える信念です。人によって異なり、いったん確立すると変わりにくいものといわれています。

キャリアには価値観が影響を及ぼす

　価値観を表す指標には、キャリア・アンカーがあります。キャリア・アンカーとは、アメリカの組織心理学者エドガー・H・シャインによって提唱されたキャリア理論の概念です。個人がキャリアを選択する際には、自分にとって最も大切で、これだけはどうしても犠牲にできないという価値観や欲求、動機、能力などが作用すると考えたのです。船の"錨（アンカー：Anchor）"のように、職業人生の舵取りのよりどころとなるキャリア・アンカーは、一度形成されると変化しにくく、生涯にわたってその人の意思決定に大きな影響を与え続けるとされています。

　私は管理者研修のグループワークで、あえて各自の価値観があらわになり、それを発表してもらう演習をしています。皆、大事にしていることは異なります。まずは、それを受け入れ・認めて欲しいとの狙いからです。しかし、ある病院の演習で各自の価値観を発表した際、あるグループの師長が「なぜ、みんな私と違うの？」と発言したことがありました。その師長は自分の価値観・考え方が絶対と思っていたのでしょう。逆にいえば、これまでずっと自分の価値観をスタッフ

第 4 章　管理者は「みんなちがって、みんないい」の精神で

に押し付けてきたのかもしれません。たとえ価値観であっても、自分と違うことが許せなかったのです。今までそのことに気がつかなかったということは、その師長の部署のスタッフは、師長に何もいえなかったということになります。師長のことが怖かったかもしれません。

2 ＞ 現代の管理者には共感力が求められる

　スタッフそれぞれが異なる価値観を持った組織は、しなやかで強いといわれています。いわゆる「レジリエンス」が高い組織です。全員の価値観が一緒というのは、一見よいように思えますが、純粋すぎて、組織としては脆くなります。ちょっとした変化に対応できないのです。そういう意味でも、管理者はいろいろな価値観を持った人を集め、認めて、しなやかな組織を作るのがよいでしょう。

　価値観が多様化した現代の管理者に求められるのは、共感力です。「共感力」とは「想像力を働かせて相手の立場に立つこと」です。これは、看護管理者の場合は、スタッフに寄り添うことといってもいいでしょう。看護師の口からは、「患者に寄り添う」との言葉をよく聞きます。しかし、看護管理者の第一の顧客は、患者ではなく「スタッフ」です。「スタッフに寄り添うこと」こそが重要なのです。

　コーチングの基本に、承認という相手の存在を認めるというスキルがあります。「存在承認」「結果承認」などがありますが、承認はマズローの欲求5段階説にも承認欲求として登場する重要な概念です。承認に加えて、自分の価値観をわかって欲しいというスタッフの共感欲求を満たすことも、管理者の重要な役割といってよいでしょう。

2 管理者自身のメンタルモデルに気づく

1 人はそれぞれのメンタルモデルで世界を見ている

　私たちは生活や仕事において、行動の7～8割は無意識下で行動し、顕在意識で考えて行う行動は2～3割に過ぎないといわれています。この意識・無意識の下に価値観や固定観念、思い込み、先入観などの「前提」があると思われます。

　システム思考においては、意識・無意識の前提のことをメンタルモデルと呼びます。具体例として、固定観念、イメージ、価値観、仮説、先入観、思い込み、偏見などがあります。メンタルモデルは、内省と探求によって変えることができます（図4-1）。

　私たちが見ている現実は、メンタルモデル、すなわち、自分という色眼鏡を通して見ている世界であるといえます。人は誰しも「～があたりまえ、こうするべき、～ねばならない」と、これまでの経験などから自分のメンタルモデルを作り上げているのです。このような色眼鏡で事実を見ようとしても、正しい姿で見る

図 4-1　メンタルモデルの具体例

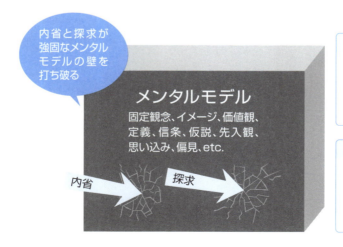

ことができなくなります。メンタルモデルを排除しようとしても、メンタルモデルは誰もが持っているものですから、なくすことは困難です。なくすことが難しいのであれば、自分には自分特有のメンタルモデルがあり、その眼鏡を通して物事を見ているということを自覚する必要があります（図4-2）。世の中をメンタルモデルを通して見ているのですから、世の中の物事は自分が思う通り・予測した通りには進んでいきません。もちろんスタッフも、管理者が思ったようには動いてくれないのです。

2 組織のメンタルモデルを批判的に吟味する

　組織においては、メンタルモデルが部署の暗黙の了解になりがちです。「うちでは、ずっとこうやっている」というローカルルールがまかりとおります。管理者が標準化を望んで基準・手順を作成しても、スタッフにとっては、慣れている今までのやり方のほうが楽なので変えたがりません。意識的にメンタルモデルの検証をしない限り、組織の行動は制限され、慣れ親しんだ考え方や行動に安住してしまうのです。特に、同じ部署に長く在籍している中堅・ベテランスタッフが新しいことにチャレンジしたがらず変えたがらないことはよくあります。そし

図 4-2　人はメンタルモデルを通して物ごとを見る

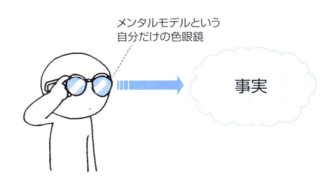

て、新しく師長が来ると、「うちでは昔からこうですから」と吹き込んで変えることを阻止しようとします。

　部署での業務は、環境の変化によって変わります。制度が変わったり、業務が改善されたりと変化があれば、当然、これまでの手順を変える必要があります。しかし、変える必要があると思っていても、変わらない・変えられないケースがとても多いのです。管理者自身がそのやり方・しくみを変えたがらないことが理由となっていることもあります。

　新人の育成も、従来通りのやり方でうまくいくとは限りません。新人看護師の養成校時代の基礎教育の内容が変化すれば、病院側の教育プログラムも変えなければなりません。プログラム内容だけでなく、教育方法や期間も併せて見直しが必要です。例えば、ずっとプリセプター制度でやってきたが、それが本当に正しいのか、批判的に吟味する必要があります。1年間で1人前になれるようなプログラムを組んでいるが、今の時代では短くはないかなどと考えるべきです。しかし、「うちでは昔からこういうやり方でやってきた。私たちも若い頃、このように教育を受けてきた」と変えられないケースが、実に多くあります。教えることが多すぎて、とても1年のプログラムでは1人前に育てられないと思ったら変えるべきです。基礎教育が変わっているのに現任教育が変わらないとなると、必ずひずみが生じます。繰り返し述べてきたように、問題の本質を捉えなければなりません。常に内省と探求をし、全体像を捉えて解決を図るべきでしょう。

3 「成長が遅い」と嘆く前に

　新人の成長の遅さを訴える管理者が増えています。私が行った看護マネジメントリフレクションの研修のワークでは、新人をテーマとした内容のリフレクションがかなりの割合を占めます。「金曜日に教えたことを月曜日にはもう忘れている」「まったく勉強をしない」「マニュアルはないのですかと必ず聞いてくる」「すぐに答えを欲しがる」などなど、これら以外にも、新人の驚かされる行動・

第4章　管理者は「みんなちがって、みんないい」の精神で

信じられない行動を、時に愚痴のように言いつのります。

「成長が遅い」ということに対して、管理者側には問題はないのでしょうか？
そもそも、本当に成長が遅いのでしょうか？　事例で考えてみましょう。

今年度、Ｙ病棟に新人が３人入ってきました。３人もいれば、各人の技術習得状況には、多かれ少なかれ差が出ます。管理者は、３人を相互に比較して語りだしました。

「Ａさんはよくできるし、理解も早い。成長が早い。優秀」

「Ｂさんは、覚えが悪く、もう１月だというのに、積み残しになっている習得すべきスキル項目がまだたくさん残っている。成長が遅くて困った」

「Ｃさんは、ＡさんとＢさんの間かな。まあ普通レベル」

どうでしょうか。ここに何か問題はないでしょうか？　こう質問すると「何が問題なのでしょうか？　よくある出来事ですよね。むしろ問題なのはＢさんですよね」と答える管理者が多くいます。

1 > 成長スピードは個性と捉える

スキルの習得スピード、成長の仕方は人それぞれであり、人と比較してもあまり意味はありません。上記の例では、相対評価をしていますが、特にＣさんについてはあまりしっかり観察・分析ができていません。比較だけの相対評価では、本当に普通なのかわかりません。また、Ｂさんについても、１年目の１月の段階で技術習得が遅れていたとしても、その後２月以降や、２年目３年目になって急に伸びるかもしれません。３年目には、ひょっとしたらＡさんよりＢさんのほうが、はるかに優秀な看護師になっているかもしれません。一人前になるスピードは人それぞれであり、育成は型にはめず、長い目で見ることが大切なのです。

育成の観点でいえば、基準に対してどうかが大切であり、決して他者と比べてどうかが重要ではないのです。ですから、「あなたはＡさんより下よ」は意味のある評価とはいえません。育成とは一人ひとりをみることであり、管理者として

観察したことをフィードバックしなければなりません。成長するスピードは個性なのです。1人前になるスピードは、それぞれで違います。あらためて、人と比較しないよう気を付けてもらいたいところです。

　この事例の管理者は、目の前の事象に踊らされているだけといえます。全体像、大枠で見ていません。長い目でも見ていません。育成の本質も理解できていません。どの新人も、頑張って看護師資格を取り、縁あって自部署に入ってきたのです。できないと決めつけたり、管理者の主観だけで育成しようとすると、将来ある看護師を管理者がつぶしてしまうことにもなりかねません。

　向き不向きは誰もあります。よいところも必ずあります。悪いところ・できていないところばかりではなく、よいところ・できているところもちゃんと見ているでしょうか。見ていると答えた方も、本当にそのレベルで十分でしょうか？全体像を捉えるとは、自身への批判的吟味も含めてをいうのです。今一度、「成長が遅い」という言葉に、はたしてどれほどの意味があるか再考してもらいたいところです。

4 なぜ指導したことが遵守されないのか

　リフレクションを行うと、「指導したことが守られない」「病棟会で決めたことが実行されない」という言葉をよく聞きます。管理者の言葉としては「言ったのに」「伝えたのに」は、言い訳じみた声ともいえそうです。管理者が行った指導の結果は、スタッフに現れます。そして現場に現れます。「指導したことが守られない」という事実を、まず受け入れる必要があります。そして、自責思考（p12）で論理的に考えます。原因として考えられる可能性としては、次の2つがあがってくると思います。

　①伝え方が不十分だった
　②伝わってはいるが、スタッフの行動につながらない何かがあった
　それぞれについて、もう少し深めて考えてみましょう。

92

第 4 章 管理者は「みんなちがって、みんないい」の精神で

1 ＞ 伝え方が不十分だった

　管理者が伝えたことが現場で実行されない原因として、真っ先に考えなければいけないのは管理者自身の行動です。あらためて振り返り、自分に責任はなかったかを考えます。伝えたつもりになっていた、伝え方がよくなかった、スタッフにとってわかりにくい言葉を使っていた、伝え方に工夫がなかったなど、「自分の伝え方」を客観的に捉えて内省に至れば改善につなげることができます。特に、スタッフへの伝え方は「これくらいはわかるだろう」との思い込みから、伝え方の質が低くなっていることがよくあります。

2 ＞ 伝わってはいるが、スタッフの行動につながらない何かがあった

　伝え方に問題がないようであれば、自部署について振り返ります。組織の長として組織をしっかりと把握できていれば、伝わらない原因にアプローチできます。組織の問題としてよくあるのが、先ほども登場したインフォーマルリーダーの存在です。「師長が言ったことなんてやらなくていいのよ」とインフォーマルリーダー（多くの場合は優秀な中堅スタッフ）が若手スタッフに告げたらどうなるでしょうか。若手スタッフにすれば、一緒にチームを組む優秀な先輩スタッフの言うことには従おうという気になっても不思議ではありません。全員ではないにしても、師長の言うことを聞いて先輩スタッフとの仲が悪くなることを恐れて、不本意ながらも師長の言うことを実行しないケースも考えられます。そうなると、次に師長はポジションパワーを使って命令し、スタッフを動かそうとすることが多いものです。しかし、本質的な問題は解決されていないため、ますます、実行されない悪循環、泥沼に入り込むのです。

　ポジションパワーで人を変えようとすると、必ず弊害が生まれます（図4-3）。他責思考で、ポジションパワーを多用して罰を与えるリーダーシップを取る管理者のもとでは、指導したことが実行されないことも珍しくありません。それは、押し付け、独善、独りよがりであるからです。相手を変えることは、何よりも難しいことです。それよりは、自分を変えるほうが成功の近道です。ポジションパワーしか頼れないのは、組織が崩壊寸前であることを意味します。信頼と求心力

を失った師長には、誰もついて行かないのです。

図 4-3　ポジションパワーを使うということは…

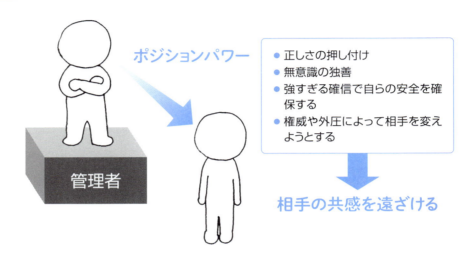

5 中堅・ベテランスタッフへの指導

1 指導が難しい"野放し中堅"

　私が全国の病院や看護協会で行っている「看護マネジメントリフレクション」や「概念化スキル」などの研修のワークで提出される多くの事例に共通するのが、「困った中堅スタッフ・ベテランスタッフ」に関わるものです。

　若手管理者の場合、中堅・ベテランスタッフのほうが年齢・キャリアともに上というケースは珍しくありません。そうしたスタッフへの指導がうまくいかない、面談が思うように進まなくて困るという声は、実に多く寄せられます。かつて、自分が若手スタッフだった頃に、部署の先輩として指導を受けた先輩看護師が、時を経て、今度は自分が管理者の役割を担う立場になり、再び同じ部署で先

第4章　管理者は「みんなちがって、みんないい」の精神で

輩を管理することになったというケースは、多かれ少なかれ出現します。かつての先輩でなくても、中途採用者も含めてキャリア年数や年齢が上のスタッフへの関わり方に悩む管理者は極めて多いのです。

　野放し中堅——このネーミングは、私がある県の看護協会の認定看護管理者教育課程でのスタッフ育成についての課題に関するグループワークのなかで出てきた中堅看護師に対する呼称です。このネーミング、皆さんはどう思いますか？やりたい放題やっている中堅看護師、自分のやり方を頑なに変えない中堅看護師というイメージでしょうか。手順が少し違っているけど、一応安全は保たれているから、あまり関わらないようにしている、注意しにくいし、指導しにくい、注意すると言い訳や理屈をこねてきて厄介だからそのままにしている、という感じかもしれません。いずれにせよ、中堅を野放しにしたのは、間違いなく管理者なのです。

2　野放し中堅を活性化するには

「キャリアプラトー現象」という言葉をご存じだと思います。ひとりの看護師として、今以上のキャリアを望まず、いわゆるプラトー（高原状態）に入るのはキャリア中期にある中堅看護師です。プラトー状態になると、キャリアプランが描けず、目標を見失い、モチベーションをなくし、このまま定年まで穏やかに過ごしたい、新しいこと・面倒なことはしたくないという気持ちになるといわれています。

　しかし、病棟においては中堅スタッフは極めて重要な戦力です。若手スタッフが多い病棟においては、なおさら重要です。自分より年上だからと煙たがらずに、積極的に関わり能力を発揮してもらうことの重要性は明白でしょう。リフレクションの研修でのさまざまな気づきを聞くと、病棟運営の成否のカギを握るのは、中堅スタッフをいかに活性化・戦力化するかにかかっているのではないかと思うくらいです。

　ここで、ある管理者が提出してくれた中堅スタッフの事例で考えたいと思います。

日勤業務が終了している時間であるにも関わらず、日勤の中堅スタッフ
　　Dが帰らずに残務処理をしています。当部署は3交替制を敷いており、
　　特に、深夜入りのスタッフは時間通り帰宅して欲しいと思っています
　　が、Dは残務に追われて時間がかかっている様子です。同じチームの責
　　任者でもある副師長の私が「少しでも（私が）手伝うから、早く帰れるよ
　　うにしない？」と声をかけますが、Dは「大丈夫です」というだけで、
　　いっこうに早く帰ろうとしません。
　　「これから深夜入りだから、短い時間でもできるだけ休息を取って夜勤
　　の安全に努めて欲しい」と伝えても、Dは「これだけは後回しにできない
　　のでやってから帰ります」と言い、他者に依頼しようとしません。どれ
　　だけ言っても、一向に焦ることもなく、マイペースで仕事に取り組みま
　　す。私が心配して残って様子を見ていると、Dは他のスタッフの雑談に
　　混ざって、手が止まり仕事が中断していることもあります。他のスタッ
　　フと話して気がすむと、Dはようやく帰り支度を始めます。こんなDに
　　ほとほと困っています。どう指導したらよいのでしょうか？

　この事例を読んで、皆さんはどのように感じられたでしょうか？　「うちの病
棟にも同じようなスタッフがいる。働き方改革がいわれているし、帰ってくれな
いスタッフは本当に困る」と中堅スタッフに非があると感じた人も少なくないの
ではないでしょうか？　帰らないことだけを捉えて、この中堅スタッフに問題が
あるとDさんの責任にしてしまう方も多いでしょう。そして、もし同じリフレク
ションのグループにいたら、このようなリフレクションをした副師長に同情して
中堅スタッフに対する愚痴大会になっていくのではないでしょうか？

　現場で起きる出来事は、事象に過ぎず、表面上の出来事であり、あくまでも結
果にすぎません。中堅スタッフDのせいにしてしまえば、そこで終わりです。い
や、問題を問題と認識せず、一方的に管理者側が終わらせてしまっているといっ
てよいでしょう。

第4章　管理者は「みんなちがって、みんないい」の精神で

3 〉「帰ろうとしない」の理由を明らかにする

　この事例を表面的に捉えてしまうと、安易に「Dと面談し、安全や体調管理の観点から夜勤入りの際は早く帰るように指導する」といった解決策に至って終わりでしょう。しかし、これは本当の管理なのでしょうか？　管理の「理」は、「ことわり」を意味します。道理や理由の「理」なのです。「帰らないから帰るように指導する」のが管理ではありません。コインを裏返すだけの指導は、管理ではないのです。なぜ帰らないのか、その「理由」を明らかにするのが管理なのです。そのためには、概念的に考える必要があります。

具体的に見る・抽象的に考える

　あらためて、この事例を「中堅スタッフDはなぜ帰らないのか」という理由から考えてみましょう。起きている事象としてのDの行動は、以下の2つが挙げられます。

- Dは業務時間が終了し、残務に追われているのにスタッフとしゃべっている
- Dはいっこうに早く帰ろうとしない

　この2つは、具体的であり目に見える出来事です。そして、何かの結果でもあります。具体的に物事を捉えたら、今度は、この結果の真の原因を明らかにするために「考える」のです。ここで役立つのが「抽象化」です。問題発見には事実を「具体的に見る」ことが有効ですが、問題解決には、「抽象的に考える」ことが適しているのです。

　先に述べた通り、事象からある性質を抜き出す・抽出するのが抽象です。「Dは残務に追われているのにスタッフとしゃべっている」と「Dはいっこうに早く帰ろうとしない」に共通することは何でしょうか？　何が抜き出せるでしょうか？

　残務処理よりスタッフとのおしゃべりを優先するということは、「コミュニケーションを求めている」といえるでしょう。また、「いっこうに帰ろうとしない」ことも裏を返せば、これも「コミュニケーションを求めている」のです。これら2つの行動から、「Dはコミュニケーションを求めている」ことが抽出でき

ました。これが「抽象的に考える」ということなのです。このDの行動を抽象的に考えると「Dはコミュニケーションを求めている」と捉えられます。すなわち、「コミュニケーションを求めている（原因）からDは帰らない（結果）」という因果関係が成り立ちます。

　では、なぜ、Dは病棟に残ってコミュニケーションを求めているのでしょうか？　ここでまた、事例からDの行動を見てみましょう。結果である行動から、コミュニケーションを求める理由（原因）を探っていきます。

・話して気がすむと、ようやく帰り支度を始めます

　このリフレクション文章は副師長のものですから、副師長の主観や感情、先入観が含まれています。「気がすんだら」というのは、まさしく副師長の主観でしょう。事実は「Dは話して満足したら帰る」と捉えられます。残務までして病棟に残って話して満足を得たいということは、何か満足を求めていた、欲求があったと考えられます。ではどんな欲求だったのでしょうか？

マズローの欲求5段階説に照らして考える

　欲求に関する理論で有名なのが、先にも紹介したマズローの欲求5段階説です。看護管理者であれば、誰もが知っている有名な古典理論でしょう。病院で働く中堅スタッフであれば、生理的欲求、安全の欲求は満たされているはずです。また、病院・病棟という組織の一員ですから、帰属の欲求も満たしやすいでしょう。

「話して満足」という状態は、それまで「話せなくて不満」という状態であったと考えられます。不満とは「何かが満たされていない状態」です。中堅スタッフDは、何が満たされていなかったのでしょうか？

　マズローの欲求5段階説に照らしていえば、Dは「承認欲求」が満たされていなかったと考えられます。しかも、Dにとって承認が欲しかったのは、管理者すなわち「副師長からの承認」であったと推測できます。一般的に、中堅ともなれば日常的な業務は一通りのことは何でもできるはずです。少し難易度の高い業務であっても、難なくこなしてしまうことも多いはずです。褒められてしかるべき働きをしても、「中堅だから、できて当たり前」とスルーされることも多いので

第4章　管理者は「みんなちがって、みんないい」の精神で

図 4-4　アブラハム・マズローの欲求5段階説

自己実現の欲求
▶自分の能力、可能性を発揮し、創造的活動や自己の成長を図りたいと思う欲求。目標や夢を元、それを達成したい、達成感により満足を得たいという欲求

承認欲求
▶自分が集団から価値ある存在と認められる、尊敬されることを求める欲求。自我の欲求

帰属の欲求
▶病院、病棟、会社、家族、国家など、あるグループに帰属していたいという欲求

安全の欲求
▶生命としての基本的な欲求の一つ。生命が脅かされないことの欲求。

生理的欲求
▶空気、水、食べ物、睡眠など、人が生きていく上で欠かせない基本的欲求。

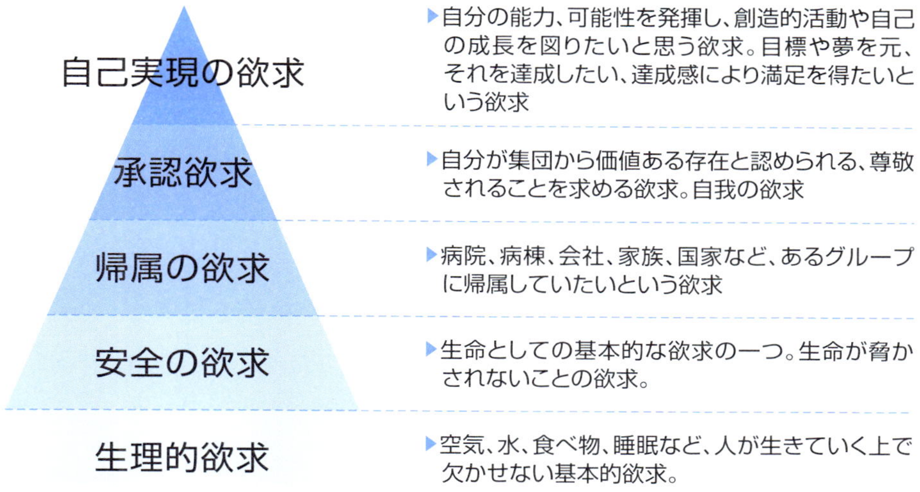

す。がんばっても当然と見なされ、一言もポジティブな評価がなかったらどう感じるでしょうか？　いわば、ずっと承認欲求が満たされない状態が続くのです。中堅スタッフであっても人間ですから、欲求はあります。欲求が満たされないと不満につながり、別の形で欲求を満たそうとします。マズローの欲求5段階説で言えば、承認欲求が満たされないため、そのひとつ下のレベルの「帰属の欲求」で代替しようとするのです（図4-4）。

中堅スタッフは承認欲求が満たされていないことが多い

　さて、コミュニケーションを求めているDに対して、副師長の取った言動をあらためて見てみましょう。

- 「少しでも（私が）手伝うから、早く帰れるようにしない？」
- 「これから深夜入りだから、短い時間でもできるだけ休息を取って夜勤の安全に努めて欲しい」

　言葉は優しげですが、内容的には「早く帰れ」「安全に努めて」という管理者としてのポジションパワーを使った発言と言えます。

　この事例の中堅スタッフDは、まさに「あるパターン」にあてはまります。副

師長からの承認欲求が満たされないため、一つレベルを落として病棟に残ることによってコミュニケーションを取り「帰属の欲求」を満たそうとしたのです。副師長は、「Dが帰らない」という事象だけを捉えて、Dに対して「手伝うから早く帰って」といっています。この言動は、「手伝う」と言われたことが、Dには否定されたと感じさせ、プライドを傷つけ、承認欲求を満たさないばかりか、病棟にいるという帰属の欲求をも満たさせないような「妨害行為」でしかないのです。こうなると、Dは意地でも帰らないはずです。副師長は「Dが業務を他者に依頼できない」と捉えていますが、Dは、他者に依頼してしまうと自尊感情をもなくすこととなり、自身からの承認欲求までもが満たされないから、あえて「依頼しない」のです。Dにとっては、自分に対する承認欲求と帰属の欲求が満たされた時が帰る時なのです。管理者として副師長はよかれと思って発言していることが、「なぜ帰らないのか」という真の原因を探らないことによって、Dにとっては「邪魔をしてくる管理者」と見えているのです。

　この事象に対しては、抽象化して「コミュニケーションを求めている」という真の原因を捉えたうえで、管理者が「普段からコミュニケーションを取る」が有効な解決策となります（図4-5）。目の前で起きていることを変えることはできません。まぜ起きたのかと深く考え、まずは真の原因を探ってから解決策を考えるのです。そして、その解決策は、簡単なものではなく、ある程度、時間をかけなければならないことが多いといえます。

　管理者の行動は、根本的な解決策となっていないだけでなく、スタッフが求めることの真逆となっていることもあります。コミュニケーションを求めているスタッフに、帰るように指導しても効果はないでしょう。早く帰ったほうがいいのは本人も百も承知です。指導されたスタッフは、「この管理者は私のことをわかってくれていない」と感じ、ポジションパワーに反発して問題は再発し、ますます管理者のいうことを聞かなくなります。中堅スタッフの指導は、「承認欲求」を考えて指導することが重要です。

第4章　管理者は「みんなちがって、みんないい」の精神で

図 4-5　抽象化して真の原因を捉える

具体的な出来事（事象）	出来事の抽象化
Dは残務に追われて時間がかかっているのにスタッフとしゃべっている	コミュニケーションを求めている
Dはいっこうに早く帰ろうとしない	

具体的に考えた管理者の解決策	抽象的に考えた管理者の解決策
その都度、早く帰るようにする	普段から話しかけたりコミュニケーションを取る
問題が再発する	問題が解決する

第 5 章

概念化スキルを
ファシリテーションに
活用する

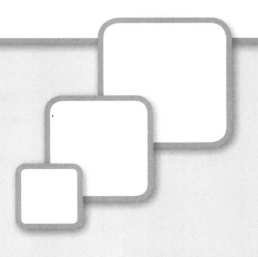

1 ファシリテーションは会議の質を高め、概念化スキルはファシリテーションの質を高める

1 ファシリテーションには概念化スキルが必須

　看護管理者のみならず、会議やカンファレンス、グループワークの進行役を務める機会がある人にとって、身につけておきたいスキルがファシリテーションスキルです。ファシリテーションはこうした場の討議の質を高めてくれます。そして概念化スキルは、ファシリテーションを行う際に活用すると、極めてうまく会議やカンファレンスが進んでいきます。逆に言えば、ファシリテーションには概念化スキルが必須であるともいえるでしょう。

　ファシリテーション、またファシリテーションを行うファシリテーターは次のように定義されます。

> **ファシリテーション**：客観的な視点に立ち議論を可視化することで場に参加するメンバーの力を引き出し、場の創造性を高めること
> **ファシリテーター**　：中立的な立場でプロセスを管理し、チームワークを引き出し、そのチームの成果が最大となるように支援する人

　現在は、多様な価値観を持ったスタッフが職場に集まってきているため、ファシリテーター型リーダーが求められているともいわれています。管理者にとって概念化スキルが重要なのと同様、ファシリテーションスキルを有することは極めて重要です。多様な価値観を持っているメンバーの話を聞き、否定せずに認め、多くの意見・考え方を引き出すことが多様な価値観を包含する組織をマネジメントするコツだといえるでしょう。

2 ファシリテーションのプロセスと求められるスキル

　ファシリテーションは、一般的には、情報の共有→発散→収束→決定という流れで進められます（図5-1）。もちろん、一回で決定までたどり着かないケースも多く、今日は発散までということもあります。以下に、各プロセスの内容とポイントを簡単に示しながら解説します。

プロセス①　情報の共有

　会議やカンファレンス、グループワークの冒頭部分では、参加者間の「情報の共有」が必要です。議題やテーマだけではなくて、この場に、どこの誰が・何のために集まったのか・何を話すのか・何を決めるのか・ゴールは何か・何をどこまで何時まで行うのか・どうやって決めるのかなど、グランドルールも含めて参加者全員と情報共有を行います。

　会議・カンファレンスの場を活性化させるためにも、この初めのプロセスは重要です。メンバー同士、今日初めて顔を合わせたという場合には、アイスブレイクも兼ねて自己紹介を行うこともあります。何でも言える場・環境を作るのもファシリテーターの役割であり、さまざまな工夫が必要です。議論が上滑りせずに深いレベルで話し合いができるようにするためにも、情報の共有は重要です。

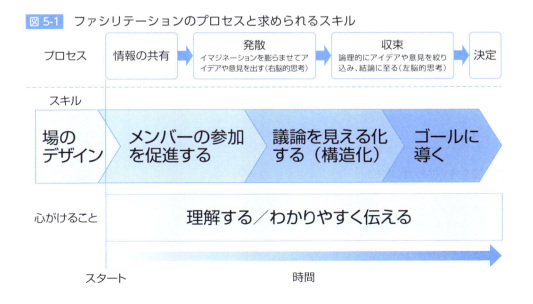

図 5-1　ファシリテーションのプロセスと求められるスキル

プロセス②　発散

　２番目のプロセスは発散です。簡単にいえば、「参加者に意見を言ってもらう」プロセスです。会議やカンファレンスでは、さまざまな立場や役割、職種の人が集まっているわけで、参加者全員にもれなく発言してもらうことが必要です。何も発言しなかった人が出ないように気を配り、観察しながら会議を進めなければなりません。発言したそうなそぶりをしている人も見逃さず、声掛けしていきます。

　このプロセスでは、発言の「質より量」が求められます。他人の発言に乗っかるのもOKであり、またその積み重ねによってまったく新しい案が生まれることもあります。発言しない人は、ひょっとしたら発言したくても場の雰囲気などで発言しにくいのかもしれません。そうしたことも想定し、話しやすい環境を作ることがファシリテーターには求められます。

　発散のプロセスでは、前半で多くの意見を出してもらい、後半で出された意見や考えを一覧にして、整理していきます。概念化スキルは、この発散プロセスの後半部分で活用することとなります。出されたいろいろな意見は、ホワイトボードなどを使って可視化して、全体像を明確にします。個人の発言を可視化する方法は、最近は付箋に書いてもらう手法もよく使われます。参加メンバーから出さ

図 5-2　発散的思考法

発散のルール	発散的思考法	
より多くのアイデアを生み出すことは解決につながる。発散思考を用いた人は２倍のよいアイデアを生み出すと考える。 ▶ **判断を遅らす** 流れに身を任せ、アイデアを生み出す最中には評価をしない ▶ **量を増やす努力をする** 多くのアイデアを出すほど、よいアイデアに巡り会える ▶ **普通ではないワイルドなアイデアを探す** 弱いアイデアを強くするより容易である ▶ **他の意見の上に立つ** 他の人のアイデアに自身のアイデアを重ね、合併、改良する	ブレーンストーミング	・発散の代表的方法 ・30～40個の数値目標を設定し、選択肢をフリップチャートに書いていく ・15個ぐらいずつ、目的に合っているかをチェックする ・数値目標を達成するまで続ける
	ブレーンライティング	・数値目標を決め、参加者のなかで何周回すか決める ・一人一案ずつ書いて台紙に貼り、次の人に回す
	スキャンパー法	・ブレーンストーミングのなかで使う質問パターン ・置き換え、組み合わせ、当てはめ、修正、別の使い道、削る、整理
	アイデアボックス	課題の特性を書き出す ・特性の下に選択肢を埋めていく ・特性ごとに組み合わせるものを決める

れた数多くの意見はもれなく・ダブりなく整理し、全体像を明らかにして、分類しながら構造化していかなければなりません。構造化する手法は、第1章で述べたものが基本となります（p32）。発散のルールと発散的思考の種類を図5-2にまとめました。

プロセス③　収束

発散が十分行われたら、次は収束です。発散のプロセスの後半で使用した構造化ツール、例えばロジックツリーやメリットデメリット法などの手法を用いて、出た意見をさらに絞って整理して収束させ、ゴールに導きます。また、ハイライト法と言う収束的思考法もあります（図5-3）。

プロセス④　決定

決定は全員一致が理想ですが、なかなか決まらない場合は、決め方を参加者全員で合意してから決定させます。

会議・カンファレンスの質を高め、参加者の満足度を高め、結果に納得してもらうことが、ファシリテーターの役割です。参加者各自が自分の意見がしっかりと言え、メンバーの話を聞き、気づきを得て、たとえ決定事項が自分の意見と異なっていても納得ができるような会議運営が理想です。本質を皆で探し出し共有することがポイントです。

図 5-3　収束的思考法〜ハイライト法

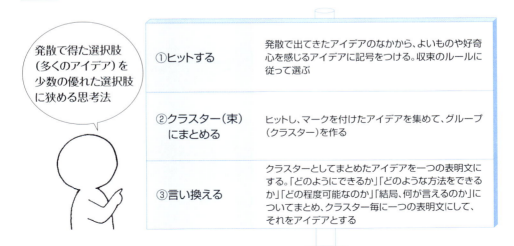

そのためには、全体像を明らかにし、何より皆に話をしてもらうことが肝要です。そして、「みんなで決めた」「みんなで新しいものを創り出した」と感じられるような進め方が求められます。

2 意見の対立を解消する

　会議やカンファレンスの場では、いろいろな意見が出されて対立が起きることがしばしばあります。しかし、会議やカンファレンスでの対立は決して悪いものではありません。むしろ、いろいろな意見が出されている、いろいろな見方ができている、言えているという意味で喜ばしいことなのです。対立をうまく活用して理解を深め、さらに一つ上のレベルでの解決策を見つけ出せると、対立転じてよい会議とすることも可能です。逆に何も意見の出ない会議は、決定事項の質が低いものです。あるいは、その組織においては、参加者は何も発言できない雰囲気・パワーを感じていると考えられます。

　多職種連携が求められる現在の医療・介護では、多職種カンファレンスでの対立が起きやすくなっているといえるでしょう。例えば、嚥下機能が落ちてきて経口摂取が難しくなってきた、がん末期の患者のカンファレンスを想定してみましょう。参加者の一人である医師は「医師として最善を尽くしたい。胃ろう増設を考えたい」と話し、管理栄養士は「低栄養状態は放置できないから胃ろうに賛成」と語る一方、看護師は「胃ろう増設ではなく、できるだけ自然な形で」と述べたとします。それぞれが専門職種としてどうすべきかを主張し、一人の患者の今後の方向性について「胃ろうを増設する・しない」という対立が起きています。皆さんだったら、この対立をどう解消するでしょうか？　「胃ろうを増設する・しない」というコンフリクトは、がん末期患者が経口摂取ができなくなったときの選択肢としては、両方とも意味があるために生じています。ただ、このまま三者が主張を続けていても、ずっと平行線のままであり、ゴールは見えません。このような場合は、どうすればよいでしょうか。

第 5 章　概念化スキルをファシリテーションに活用する

1　抽象化して共通点を見つける

　対立を解消するには、参加者の主張から共通点を見つけることが最も近道です。共通点を探し出すことは、繰り返し述べてきたように「抽象化」にほかなりません。一人の患者に対して三職種に共通するものを抽出するのです。それぞれに患者にこれからどうあって欲しいかという意見を述べてもらい、発言の内容から一致点を探ります。がん末期の患者であり、嚥下機能が落ちてきているという事実から、仮に「自宅で安らかに最期を迎えさせてあげたい」ということが一致したとしたらどうでしょうか？　この瞬間、三者の共通のゴールが見えたはずです。

　医師も看護師も管理栄養士も患者のことを考えての発言であり、「自宅で安らかに最期を迎えさせてあげたい」がこのカンファレンスの本質ともいえるでしょう（図5-4）。抽象化することで、本質に迫れたのです。胃ろうをつける・つけないの議論がいかに目先のことか、ということも理解できます。三職種はそれぞれ「患者さんのために」と思っていたにも関わらず、それが表に出てこずに「胃ろう」に焦点が当たっていただけだったのです。対立が解消した後のカンファレンスでは「患者さんの安らかな最期」のために患者さんの意向を聞きながら支援

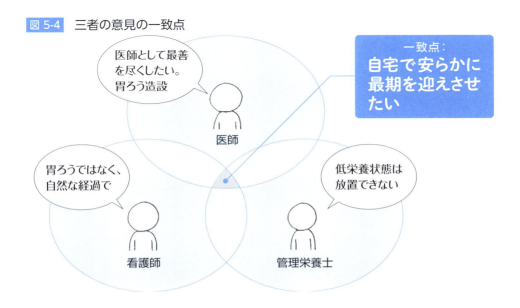

図 5-4　三者の意見の一致点

109

したり、どうするかを議論すればよいのです。カンファレンスで対立したら、抽象化して、問題の本質に迫ることが求められるのです。

2 〉合意点を積み上げていく

　病院で働く専門職は皆、患者のために働いています。患者のためという共通したビジョンを持っている以上、根本的な部分で対立するはずがありません。ゴールに対するアプローチの仕方が異なるだけであり、その意味でもしっかり対話することは重要です。十分に話すことが深い理解につながります。
　意見が対立したらまず、

①しっかりと言い分を引き出すことが重要。対立は、対立そのものを眺めていても解消できないため、言葉の裏にあるもの、すなわち前提を明らかにする
次いで、
②合意点を見つけて積み上げていく。対立は簡単には解消しない。言い分を引き出して、合意点を一つひとつ積み上げていく

　この2点を心がけることが、対立の解消につながります（図5-5）。

図 5-5　意見が対立したら心がけること

①
しっかり言い分を引き出す

対立は、対立そのものを表面的に眺めても解消できない！

言葉の裏にあるものを引き出す。理由、本音、信念、価値観、背景、慣習、前提、思い込みなど

全員で理解しあい、意見の見える化をして合意形成

②
合意点を見つけ積み上げる

対立解消するには、いきなり対立を解消しようとしない！

言い分（本音、理由、根拠）を引き出して、合意点を一つひとつ積み重ねていく

合意点をホワイトボードで可視化し、強調する

第5章　概念化スキルをファシリテーションに活用する

3 出された意見をグルーピングする

　会議やカンファレンスでいろいろな意見が出てきて困ったという経験はありませんか？　ホワイドボードに書いて可視化したけれども、意見が多過ぎて書ききれず、もう一つ必要になってしまったということもよく聞きます。意見が出ることはよいことですが、その後の進め方によって時間がかかってしまったり、逆にスムーズに進んだりと会議・カンファレンスの質に大きく差が出ます。上手な進め方のポイントは、グルーピングにあるのです。

1 キーワードで構造化を図る

　構造化の基本は分類、すなわちグルーピングにあります。グルーピングをするには、何らかの思考ロジックに基づく「着眼点」が必要となります。グルーピングでは、無意識であっても、何らかのルールに基づいて分類しているはずです。

　構造化の基本形は第1章でも少しお話しした、ツリー型、マトリックス型、フロー型の3つです。いずれのタイプであっても、グルーピングする際に出てきた意見に共通するものは何かということを考えていきます。一般的には抽象化をするとよいのですが、そのくくり方、抽象度には気を付けなければなりません。

　もちろん、意見の方向性がまったくバラバラで抽象化がしにくい場合もあります。その際はキーワードを複数考えるとよいでしょう。キーワードとなるのは、物事を象徴的に表したり他の人に説明したりするときに欠かせない言葉、あるいは物事を成立させる上で欠かせない言葉です。キーワードを切り口と考えてもよいでしょう。キーワードは、構造化をする上での柱となる重要な存在です。探すポイントは次のようになります。キーワードが出て来たら、そのキーワードで構造化するとよいでしょう。

- **頻出している**
- **それまでの方向性に変化をもたらした**
- **アイディアが浮かぶヒントになった**
- **特定の人物や物事が「重要だ」と認定する理由の一部である**
- **相手がこだわる理由の一部である**
- **対立あるいは共感する理由の一部である**
- **相手が質問した理由の一部である**

　事例に基づいて、キーワードによる構造化を考えてみましょう。患者の身体拘束をテーマに、次のケースについてカンファレンスを開いたとします。

・・

　・心筋梗塞の疑いで入院したAさん（70歳女性）は、軽度の認知機能の低下があり、パーキンソン病のため日常生活の動作に介助を必要とする状態だが、入院中に「夜間にベッド上に立ち上がる」「膝立ちで起き上がる」など、行動の安定を欠く状態が時々見られた。
　・入院3日後からはベッドの高さを低くして、床からマット上部までの高さは約50cm、ベッド上のマットからベッドの柵の上部までの高さは約25cmとした。病室の床はコンクリート地に厚さ2mmの塩化ビニール樹脂のシートが貼られていた。
　・入院から5日目の夜間、Aさんはベッドから転落して右の側頭部を打撲した。

・・

　おそらく、いろいろな意見が出てくるでしょう。身体拘束をするか・しないかという意見の対立もあるでしょう。今日どうするか、今後どうするかという短期・長期の視点もあるでしょう。身体拘束がテーマですから、おそらくこのカンファレンスで頻出する言葉は、患者の「安全」「尊厳」のはずです。また、事例にあるように「ベッド」という言葉も多く出てくるはずです。実は、これらがキーワード・切り口の候補となるのです。

　カンファレンスですから、発散のプロセスでいろいろな意見を出し尽くしたうえで、収束のプロセスへと進みます。ファシリテーター（進行役）は、例えば

「意見が出尽くしたようですね。ではここからは、多くの意見に共通していた患者の安全と尊厳を切り口にして、あらためて身体拘束のメリット・デメリットを考えてみましょう」などと続けます。あるいは、ベッドを切り口にするのであれば「ここからはベッドの高さに注目して、転落防止策について考えてみましょう」といったように続けます。

このようにキーワードを決めて進めていくと、メリット・デメリットを話し合い、共通理解したうえで、「安全と尊厳の両方を満たす解決策」について話し合われるはずです。また、ベッドの高さについては、「転落させないために、思い切って、ベッドをやめて床に畳を敷いてその上に寝てもらいましょう。初めから床に寝ていれば転倒しようがありません」という画期的な意見が出てきたりもします。決して、拘束をする・しないのどちらかを選ばないといけないとはならないのです。

4　可視化する・活性化する

会議・カンファレンスを活性化させるには、可視化は欠かせません。耳だけの理解よりは耳と目の理解のほうが、圧倒的に理解度が高まります。ホワイトボード、模造紙、付箋と、今の世の中、手軽に使えて、可視化し共有できるツールがさまざまあります。簡単に壁に張れるマグネット式のホワイトボードも普及してきましたし、パソコン、ITを活用しているケースも見られます。これらはいずれも客観視するためのツールです。客観視、すなわち可視化することによって共有することが容易にでき、会議やカンファレンスが活性化するのです。

ツールは便利ですが、客観視させる手法はツールだけではありません。院内の第三者、あるいは院外の有識者に会議・カンファレンスに出席してもらうことも、客観視ができるため場を大きく活性化させます。

1 ファシリテーションの4つのスキル

　一般にファシリテーターが持つべきスキルは、①場をデザインするスキル、②コミュニケーションスキル、③構造化スキル、④合意形成スキルとされます（図5-6）。なかでも、会議を始める前に、会議を活性化させ参加者から意見を多く出してもらうため、いつ・どこで・誰に会議に参加してもらうかを考える「場のデザイン」が重要になってきます。

　カンファレンスの場合、出席者選びは、ある程度、主催者、管理者の判断で追加が可能なはずです。同じメンバーで再度カンファレンスを開いても、また議論がぶつかり合って結論は先送りとなり、いたずらに時間だけが消費されることが予想される場合は、管理者は「場をデザイン」して、テーマに応じた専門家などの第三者に参加してもらうなど、会議出席者を追加することもよく行われます。

2 平行線を打開する

「カンファレンスが平行線」という状況を打開するため、第三者に出席してもらった事例を紹介します。

図 5-6　ファシリテーションスキル

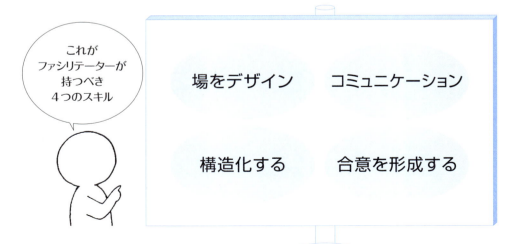

第5章 概念化スキルをファシリテーションに活用する

> 患者Yさんは、病状の進行から経口摂取が困難となり食事介助に1時間以上を要するようになっていた。また、症状進行に伴う不安からスタッフへの依存が増し、数分間隔でのナースコール、ベッドサイドでの付き添いを依頼するようになった。スタッフに対する好き嫌いも激しく、対応できるスタッフは数人で家族の協力にも制限があったため疲弊は高まる一方であった。「患者さんは一人じゃない、Yさんのわがままを聞き続けていいのか」多くのスタッフが悩んでいた。
>
> 繰り返しカンファレンスを行ったが状況は平行線であった。師長の私は、打開策としてYさんと関わりを持たない他者の意見を聞くことで行き詰まりを感じているスタッフが解決策を見出すことができるのではないかと考え、緩和ケア認定看護師のカンファレンスへの参加を提案した。カンファレンスでは、「依存されているスタッフの負担をどうしたら軽減できるか」「Yさんに拒否され、何もできず申し訳ない」「できる人が対応すればいい。そうでないスタッフは他の患者さんのケアをしよう」など、スタッフ同士が互いを思い合い、何よりYさんの思いを尊重したさまざまな意見が聞かれた。

河野秀一. できる看護管理者のシゴトのひみつ.
Nursing Business. 11（8）, 2017, 56-60. より引用改変

　患者Yさんの病状が進行することで、ケアに人手と時間がかかるようになり、さて、どうしようか、という局面です。重症度、医療・看護必要度が上がることで、新たに立てる看護計画では、これまで以上の負担を看護スタッフに強いることが明らかです。今までと同じようにケアはしたいけど、状態の悪化によって手がかかることとなり、それは一人の患者にかかりきりになることを意味します。わがままを聞くのにも限界があるため、どうしようかというゴールを設定するカンファレンスです。この時は、病棟内が一種の葛藤状態にあったと推察されます。

　そこで、この事例の病棟師長は、第三者である緩和ケア認定看護師のカンファレンス参加を提案しています。この提案こそが、「場のデザイン」に相当します。

師長は、カンファレンスに参加者を追加することで、カンファレンスの質を高めるための支援を行ったと考えてよいでしょう。時間や場所に加え、カンファレンスの参加者の決定は、場の活性化の重要な要素です。

　カンファレンスを行っていると、話し合っている当事者同士は、その場にのめりこみ、周りが見えなくことがあります。自分の考え、すなわち「主観」から抜け出せなくなりがちです。主観同士がぶつかり合うと、対立が起きやすくなります。AかBかの二択の議論になりがちであり、この事例においても、「平行線」の状況が起きています。そこで、緩和ケア認定看護師に加わってもらうことにより、この状況を打破しようと考えたのです。

　それぞれが主観でしか見ることができていなかった状態に対して、第三者を投入することで、出来事を客観的に見られる視点を与えたのです。事態、状況を客観視することで視野が広がり、こういう見方もあるという対話が可能になります。おそらく、この認定看護師は、A側の意見を認め、自分なりに咀嚼してB側に伝えたのではないかと思われます。また、B側の意見も受け入れ認めたうえで、自分なりの解釈を加え、A側に伝えたのでしょう。今までそれぞれが一方向でしか見られなかった事実を、こういう考え方もあると、それぞれ逆の立場から事態を見ることができるようになったわけです。カンファレンスが、対立というある種のディベート状態に陥っていたのが、間に中立者が入ることで対話ができる状態にまで進化したといってよいでしょう。まさに、中立者の存在によって対立が解消され、同じ方向を見ることができるようになったといえます。対話ができる状態になれば、事態は解決にぐっと近づきます。

3 〉 中立者の存在が新しい案を生み出すことも

　中立者が投入されたカンファレンスでは、まず、中立者がそれぞれの意見を受け止め、反復しながら返します。そして中立者が受けとめた意見を、今度は反対者にも伝えて、意見を聞いていきます。すると、今までとは少し違う角度から事態を捉えることができ、理解が始まります。客観視ができるようになるわけです。客観視ができると、反対意見のなかにも納得できる部分が見えてきて受け入れやすくなります。理解が深まり納得が起きると、次第に相手の意見を受け入れ

図 5-7　中立者の存在が新しい案を生み出す

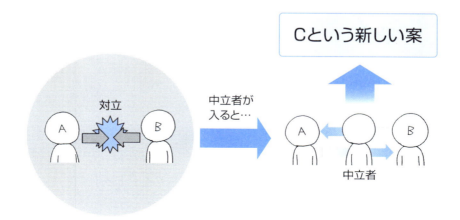

る素地ができ始めます。AはBの意見を入れ、BはAの意見を入れてともに考えることで、まったく新しいCという案が出来上がるのです（図5-7）。

　カンファレンスでは、「スタッフ同士が互いを思い合い」と対立する相手側の立場に立った発言が見られています。「依存されているスタッフの負担をどうしたら軽減できるか」「Yさんに拒否され、何もできず申し訳ない」「できる人が対応すればいい。そうでないスタッフは他の患者さんのケアをしよう」と、ここで病棟が一つになり、対話が生まれたと考えられます。「Yさんの思いを尊重」することはスタッフ全員の共通理解です。依存されるスタッフ・されないスタッフの垣根がなくなり、持っているこだわりを手放したのです。対立が解消され、お互いを認め合うことで相互作用が起き、お互いを思いやり、何よりYさんの思いを尊重した新たな意見が出やすくなったのです。このように、場のデザインをするだけで対立から対話に変わり、カンファレンスが大きく進展していったのです。

5 カンファレンスをゴールに導く

1 根拠→納得→合意

　会議・カンファレンスをゴールに導くには、何よりも合意を形成することが大切です。合意には納得が必要です。納得には根拠が求められます。

　では、合意形成するための話し合いはどのように進めればよいのでしょうか。ここでのキーワードはずばり「共有」です。前提の共有から始めて、次に意見の共有を行います。ここでの意見には、必ず根拠を挙げてもらいましょう。主張に対してなぜそう思うのかというエビデンスも共有するのです。次いで、参加者の意見の共通する点について合意します。「患者のQOL」など、目的や判断基準などを合意しておくとよいでしょう。さらに、選択肢を拡大させることも必要です。発散のプロセスが不十分な場合もありますし、発言しそびれた、皆の意見を聞いて新たにこう思ったということもあるはずです。このようにして大枠を皆で共通理解できるようにしていきます。そのうえで検討し、最終合意していくことになります（図5-8）。

　ゴールに導くには、意思決定の質を高めるとともに、参加者の納得性も高める必要があります。全員一致が理想ではありますが、時間の制約もあるため、合理的かつ民主的な合意形成が求められます（図5-9）。ここでも、つねに全体像の把握と本質を考えながら進めていきます。

　私は、研修会を通して数多くのファシリテーショングループワークを指導してきました。ワークの当初に個人が持っていた意見と、ワークの終わりにグループメンバーとともに合意形成した結果とは、まったく異なる結果になることがほとんどです。その異なった結果に対しての違和感はないか、満足感はどうかと尋ねると「違和感はない。納得している、満足している」とすべての人が答えます。それは、演習とはいえ会議のなかで納得できるまで話をしたということが大きい

図 5-8 合意形成の話し合いの進め方

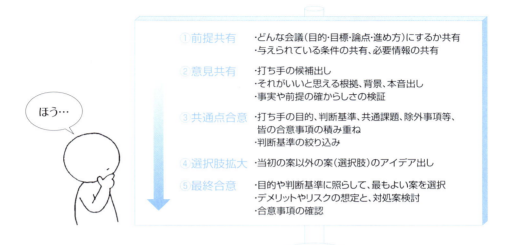

図 5-9 合意形成してゴールに導く

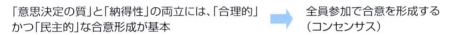

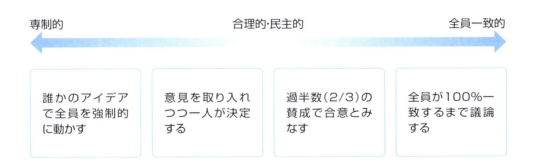

のです。また、自分が「この案はないな」と思ったものであっても、他人の意見を聞いているうちに「ああ、そういう見方もできるな。言われてみれば確かにそうだなあ。気が付かなかった。いいかも」という気づき、納得感があるとの声を聞きます。グループで話し合って、ゴールを決めて、いろいろな見方・考え方をして、一つの新しいものを生み出したという満足感は、何物にも代えがたい興奮を覚えるものです。また、このワークの会議では、終始、笑いが絶えません。い

かに皆、話をしたいか・話を聞いてほしいかがわかります。話をしない人はいないのです。話しやすい環境を作ることが、いかに、素晴らしい結果を得ることにつながるのかを身をもって経験してもらっています。そして、このスキルを病院に帰って、病棟に帰って、病棟会やチーム会などの会議で実践してくれることを願っています。

6 活用事例——それぞれの意見を吟味して対立を解消する

　ある病院での病院機能評価プロジェクト会議における、看護部と薬剤部のコンフリクトをどう解決するかという事例を紹介します。

> 今年は病院機能評価受審の年です。第一回会議で看護部と薬剤部との間で、入院患者の持参薬の管理の問題があいまいになっているとの意見が出され、下記のコンフリクトが起きました。
> 看護部「薬のことはわからないから、薬剤部で管理してほしい」
> 薬剤部「患者さんと直接関わるのは看護師だから、看護部で管理してほしい」

1 本当に対立は生じているのか

　病院機能評価の準備段階において、部署間に対立が起きるのはよく耳にすることです。看護部と薬剤部だけでなく、看護部と検査部、看護部と放射線部というように、看護部は多くの部門とつながりがあるためか、結構な頻度で対立が生じるようです。
　事例は、持参薬の管理をどうするかについての話し合いとなります。コンフリクトの前に、そもそも、この会議は何のためにあるのかを共通理解するととも

第 5 章 概念化スキルをファシリテーションに活用する

図 5-10 看護部と薬剤部の表出表現と共通するもの

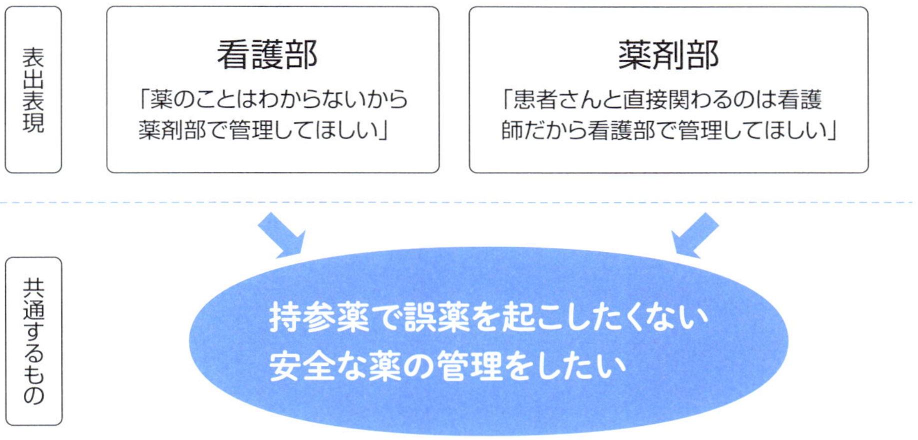

表出表現

看護部
「薬のことはわからないから
薬剤部で管理してほしい」

薬剤部
「患者さんと直接関わるのは看護
師だから看護部で管理してほしい」

共通するもの

持参薬で誤薬を起こしたくない
安全な薬の管理をしたい

に、持参薬の管理は何のために・誰のために行うのかといった前提を共有してお
く必要があります。

　この会議の目的は、病院機能評価を受審して合格することにあります。そのた
めに行うのであって、どこかの部署を非難するためのものではありません。ま
た、持参薬の管理は安全な服薬のため、ひいては患者のためです（図5-10）。こ
うしたことを目的に、看護部と薬剤部がともに話し合うのです。また、「管理」
という言葉を、それぞれがどのような意味で使っているかも、明確にする必要が
あります。

　両部門の主張は以下の通りです。

　看護部「薬のことはわからないから、薬剤部で管理してほしい」
　薬剤部「患者さんと直接関わるのは看護師だから、看護部で管理してほしい」

　一見、対立が起きているように見えますが、本当にそうでしょうか？　なぜ、こ
のような発言に至ったのでしょうか？　その理由を明らかにする必要もあります。

121

2 共通点を見つける

　両部門の発言の根拠は、実は同じものです。「持参薬で誤薬を起こしたくない」「安全な薬の管理がしたい」が両者の共通点でした。しかし、会議の場では、「問題」に対しての不安が前述のような発言として現れてきたのです。

　また、看護部の「管理」とは、患者が持参した薬を受け取った時点から病棟で保管されるまでのことを指し、薬剤部の「管理」とは病棟に持参された薬を患者ごとに仕分けし服薬させるまでのことを指している様子です。そうであれば、同じ「持参薬の管理」であっても、異なる部分について、それぞれが「向こうに管理してほしい」と希望しているわけですから、対立しているとはいえないでしょう。言い換えれば、「投薬のプロセスにおいて、それぞれの部門が管理すべきことをしっかり管理し、安全に薬を管理したい」となります。どこにも対立する要素はありません。押し付け合いでもありません。あいまいになっているしくみを両部門で明確化すれば、それで解決できる問題です。

第6章

ワークライフバランス時代の労務管理に活かす

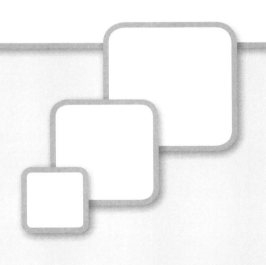

1 ワークライフバランスは未来への投資

　今や、働き方改革の時代です。ワークライフバランスという言葉も定着してきました。数多くの病院で新たな勤務形態が導入され、現場で活躍する短時間正職員も増加しています。これらは、看護管理者にとっては自部署を取り巻く労務管理の環境変化です。労働環境の変化に対応し、多様な働き方を現場レベルで実現させるために、何より管理者の意識改革とこれまでとは異なるマネジメントが重要になってきます。

1 多様な働き方のスタッフを満足させるマネジメントが求められる

　働き方や価値観の多様化は、今後ますます進展していくことが予想されます。管理者は、この大多様化時代に即した新しいマネジメントスキルを身につけなければなりません。ワークライフバランスに関連する制度の充実によって、多様な働き方を求める人と必要とする人はどんどん増えていきます。ワークライフバランスは、病院の経営戦略として病院発展のための投資でもあります。ワークライフバランス導入により、職員個々のモチベーションを上げ、成果に導くマネジメントを管理者は目指さなければなりません。看護管理者は、全員一律にマネジメントするのではなく、スタッフのニーズに個別に対応していくなかで効率を探求し、どんな働き方のスタッフでも満足感と成果を上げさせるマネジメントが求められるのです。

　労務管理に概念化スキルがどう活用できるのか、と疑問に思われるかもしれませんが、これが侮れません。スタッフの健康管理や安全に業務を行うという目的が明確であるため、皆さんが思うよりも応用範囲が広いのです。特に、今は残業時間の短縮、有給休暇の付与が求められています。概念化スキルによって労務管理の本質を捉えれば、さまざまな工夫が可能になるのです。

第6章　ワークライフバランス時代の労務管理に活かす

2　リリーフ業務も捉え方次第

　先述の通り、どこの看護現場でも価値観の多様化、ワークライフバランスの浸透、働き方改革などを背景に、実に多様な働き方が試みられています。勤務帯では急な休みが出る一方、人員に余裕のある部署もあるわけで、少ない人数の看護職員を効率的、弾力的に配置するためにリリーフ体制を取っている病院は多くあります。しかし、同じリリーフ体制を取っているといってもその運用状況は一律ではなく、病院によって異なりますし、同じ病院内でも部署によって活用度合いに差があるのではないでしょうか。そもそも、リリーフ業務の捉え方からしてバラバラであるように思われます。

　リリーフ業務は一般的には、「業務の補完、多忙な科（病棟）を応援する業務」と思われています。もちろん、このような見方は当然あると思います。しかし、別の視点で見ると、「他科業務・疾患を学べる業務、自分の看護実践能力を強化できる機会」とも捉えることができます（図6-1）。

　このように「ほかの見方はできないか」と俯瞰で出来事を捉えた上で水平思考

図6-1　リリーフ業務の捉え方

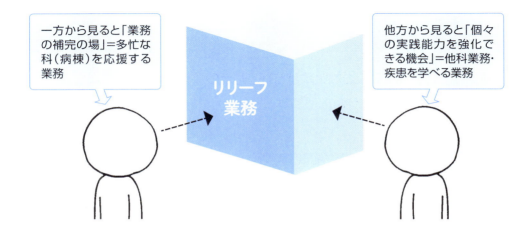

（既存の考え方に捕らわれず、多様な視点で物事を見て新しいアイデアを出そうとする考え方）をすると、リリーフ業務についても、見方次第でまったく異なる捉え方ができます。物事にはいろいろな側面があり、見方を変えることで全体像が明らかになるのです。新しい視点を得ると、これまでいかに偏った見方をしていたかということに気づいたりします。

1 ＞ リリーフ業務の前提は「誰でもできる」？

そもそも皆さんが「リリーフ業務」と聞いた時、まず、どのように捉えるでしょうか？　一般的には、あくまでも"お手伝い"であり、補完業務であるとの暗黙の前提がないでしょうか？　リリーフを受け入れる側の部署は、リリーフ業務として、その部署で行っている専門的業務、メイン業務をお願いするという認識はないはずです。本来、当該部署のスタッフに専門的に求められる独自の手技やケア、知識を応援で来た他部署のスタッフに求めることは難しいという受け入れ側の隠れた前提があります。受け入れ部署は、リリーフ業務を「慣れていないスタッフでもすぐに対応できる業務」と捉えているはずです。

したがって、どこの部署でも日常的に行われていてキャリアの浅いスタッフでもすぐに行える業務として、「清拭」や「シャワー介助」などの清潔ケアを中心に実施してもらおうという考え方になると思います。そこには、受け入れ側の「配慮」があります。一方、リリーフに行く側も、リリーフ業務を考えるにあたって「お手伝い」の域を脱することがなかなかできません。慣れない部署での不慣れな業務で、ちゃんとお手伝いができるか、インシデントを起こさないかとの不安から、「遠慮」があるかもしれません。配慮と遠慮、お互いに相手を慮（おもんぱか）ってはいても、そこには大きな距離があり、両者の間で突っ込んだコミュニケーションはほとんどありません。

2 ＞ 前提を見つめ直せばリリーフ業務が学びの場になる

上述のように、一般的には前提を明らかにしないままに「リリーフを出す・受ける」ということをしているはずです。リリーフを受け入れる側と出す側との間

に、今日の業務についてどうするか・どのようなことを求めるか・どんなことができる人がよいのかなど、綿密な話し合いはありません。話し合いがないままで行われる業務としては、自然と誰でも行える業務に限られます。結果として、清拭などの清潔業務を依頼するのは、半ば当然のことかもしれません。このように前提、思い込み、決めつけがいろいろな見方をする邪魔をしていることがよくあるのです。

　前提を見つめ直せば、違う見方から「新たな前提」が生み出せます。リリーフ業務とは他部署での学びであり、「送り出した病棟の診療科に特化した専門的業務」を手伝うという前提に変えることができるのです。それまで自分が持っていたリリーフ業務の前提を批判的に吟味し、俯瞰し、いろいろな方向から見た結果、このような捉え方ができるようになります。リリーフ業務について、新たな前提が再定義されるわけです。リリーフ業務への前提をあらため、単なる補完業務から自分たちの看護実践能力を強化する業務として考えれば、「リリーフ業務＝自己研鑽・研修」と捉えることが可能です（図6-2）。

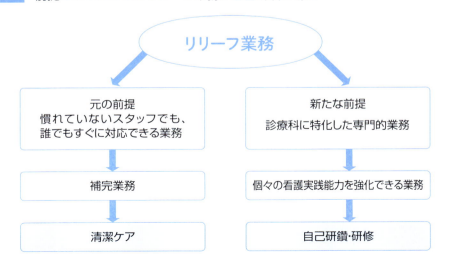

図6-2　前提をあらためるとリリーフ業務が自己研鑽の場に

短時間勤務者・残業時間を捉え直す

1 多様なマネジメントが必要な時代

　ワークライフバランスや働き方改革を病院・看護部が推し進めていくと、「働きやすい職場」につながっていきます。また、国の労働関連の法規・制度も充実してきており、育児休業者も増えているのではないでしょうか。育児休業を取る人が増えるということは、育児休業から現場に復帰してくる看護師も増えるということです。

　育児休業は最長2年間まで取れるようになりましたから、2年後に休業明けで勤務に復帰するケースが出てきます。今の医療・看護界2年間もあれば大きく変化しますから、2年ぶりの看護現場は戸惑うことばかりのはずです。新しくやるべきこと・覚えることが多くて、業務についていけないということもあるでしょう。これらも部署を取り巻く環境の変化です。管理者はこの環境の変化を正しく捉え、考え、しっかりと対応しなければなりません。そこでは概念化スキルが必要です。環境の変化が激しいということは、これまでの前提が通用しないということも起きます。今までのやり方が正しいとは限らない、絶対ではないということを肝に銘じる必要があります。環境が変われば、管理手法も変えなければならないのです。

2 働き方に応じて最適なしくみを考える

　短時間勤務の人が、患者の担当ができないわけではありません。また、短時間勤務だからといって、患者の担当を持ちたくないわけではないでしょう。単に勤務できる時間が、一時的に短くなっただけです。基幹業務を任せないという意思決定が正しいとは限りません。一方的に業務を奪って、スタッフのキャリアを中断させる権利は管理者にはないのです。従来であれば退職していたかもしれないスタッフがキャリアを継続させようとしているのですから、これまで8時間勤務

のスタッフが6時間勤務者になったとしたら、その6時間で最大の成果を上げられるようなしくみ、体制、環境を管理者が整えるべき時代に突入したと心得るべきでしょう。多様な働き方の時代というのは、管理者にとっては「多様なマネジメント」が必要な時代なのです。

「短時間勤務者は担当の患者を持たずにフリー業務を行う」と病棟での決めごとがあったとします。その根拠は、「早く帰宅するから」「日勤の始まりが1時間遅いから」というもっともらしいものです。しかしそれは、「短時間勤務者には患者担当は任せられない」「患者は急変するかもしれないから時間制限のない勤務者が患者を担当するのが妥当」という隠れた前提のもとで成り立っているのです（図6-3）。

しかし、この前提は正しいものでしょうか。今一度、批判的に吟味すべきです。「短時間勤務者であっても、工夫すれば患者担当も任せられる」かもしれません。ひょっとしたら、フリー業務に不満を持っているかもしれません。少なくとも決めつけをせず、当事者である短時間勤務者の意見を聞くべきでしょう。根拠は同じであっても、前提が変われば、結論・主張も変わります。フリー業務以外の担当を考えるべき場面といえるでしょう。

労務管理における隠れた前提はほかにもあります。例えば、病棟のローカル

図 6-3 短時間勤務者の業務

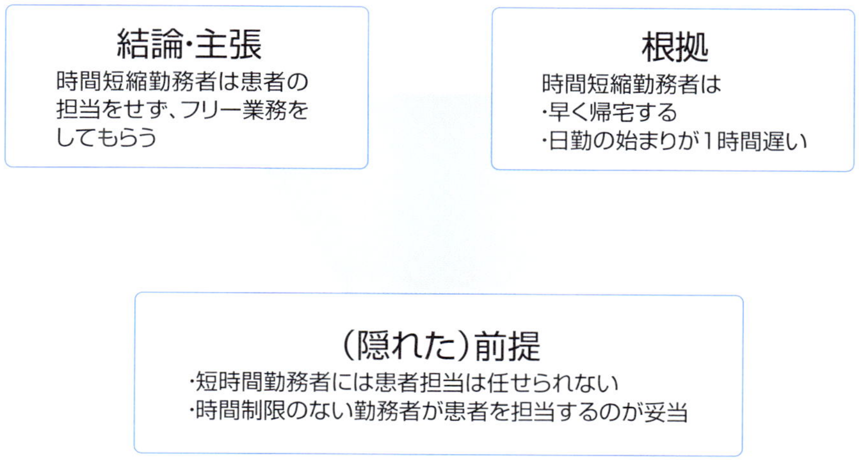

結論・主張
時間短縮勤務者は患者の担当をせず、フリー業務をしてもらう

根拠
時間短縮勤務者は
・早く帰宅する
・日勤の始まりが1時間遅い

（隠れた）前提
・短時間勤務者には患者担当は任せられない
・時間制限のない勤務者が患者を担当するのが妥当

ルールとなっている「いつ記録するか」がずっと変わらないなどといったことです。ある病院の病棟では、「記録はすべてのケア業務が終わってから書く」のが当たり前でした。これが隠れた前提となって時間外勤務がほかの病棟より多くなっていたということが実際にありました。異動してきた看護師長がこれはおかしいと考え、新たに「記録は勤務時間内に行う。基本的にはカンファレンス終了後に記録する」と変更したのです。この病棟は、たったそれだけで時間外勤務の減少に成功しました（図6-4）。

図 6-4　隠れた前提に気づく

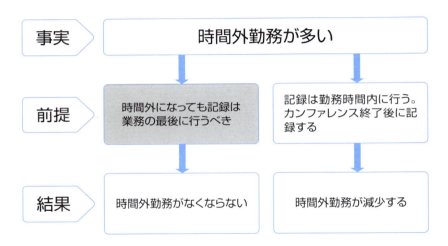

第7章

看護マネジメント リフレクション・ 経験学習に活かす

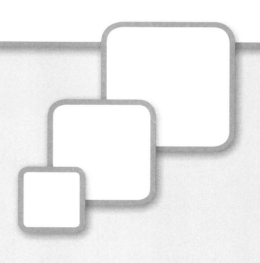

リフレクションは反省ではなく内省

1 今後の行動指針を得るために行う

「リフレクション」という言葉が一般的になりました。また、看護マネジメントリフレクションについても、すでにご存じの方も多いかと思います。しかし、管理者になって間もない方、初めて聞く方もいるでしょうし、リフレクションについて誤って理解している方をみることもありますので、確認の意味でも簡単に解説したいと思います。

まず、リフレクション（内省）という言葉の意味ですが、「過去の経験を振り返るなかで、自分の固定観念に気づくプロセス」です。一般的にリフレクションというと、単なる振り返りと思われがちですが、大事なのは「自分の固定観念に気づく」ことです。ただ振り返るだけでは、事象の上っ面をさらっとなぞった反省レベルで終わってしまい、気づきにつながるケースはほとんどありません。

リフレクションとは、単に過去の出来事を「反省」するのではなく、その出来

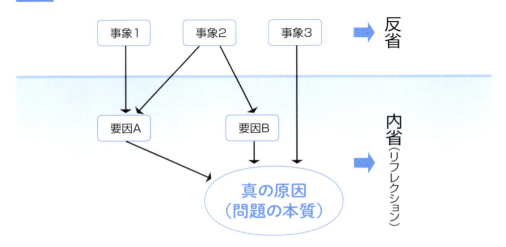

図 7-1　反省と内省

事が生じた「原因を洞察して、自分の固定観念に気づき、一連の熟考を通じて、真の原因にたどり着き、そこからよりよい将来を築くための行動指針を得る行為」なのです。洞察、熟考という言葉が示す通り、しっかり観察し深く考え、事象の下にある要因だけではなく真の原因・問題の本質を捉えることが大切なのです（図7-1）。

2 リフレクションの質を高める

もちろん経験学習についても、反省ではなく内省が必要になります。できた・できなかったという結果を表面的に振り返るのではなく、なぜできたのか・なぜできなかったのかを深く考え、気づきを得ながら意味づけしていくのが経験学習です。

学習は、一人で行うよりも客観的な視点を持てる第三者とともに振り返り、コーチングをしてもらうことが有効です。リフレクションを深めるには、ギブスのリフレクティブサイクルを参考にするとよいでしょう（図7-2）。

また、リフレクションにもレベルがあります。ハットン&スミスは、リフレクションには4つのレベルがあるとして図7-3のように整理しています。まずは、

図7-2　ギブス（Gibbs）のリフレクティブサイクル

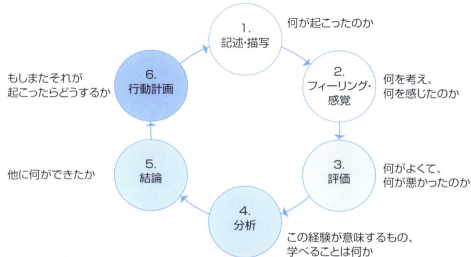

Graham Gibbs et al. Learning by doing：A guide to teaching and learning methods. Further Education Unit. Oxford Polytechnic. 1988.

図7-3　リフレクションの4つのレベル

Descriptive Writing（叙述）

➡ 振り返る出来事を叙述しただけ。リフレクションとはいえない

Descriptive Reflection（部分的にリフレクションを含む記述）

➡ 振り返る出来事における自分の感情や思考をそのまま書く。低い段階のリフレクション

Dialogic Reflection（対話的リフレクション）

➡ 振り返る出来事における自分の役割を明らかにし、疑問を提示したり、分析したり、他の出来事と関連づけたりする

Critical Reflection（批判的リフレクション）

➡ 振り返る出来事を、多角的な視点で分析する。より大きな社会的・文化的な背景を理解して、その出来事を文脈のなかに位置づける

Hatton, N., & Smith, D.　Reflection in teacher education：Towards definition and implementation.
Teaching and teacher education, 11（1），1995.

ダイアログ（対話的）リフレクションのレベルを目指し、最終的にはクリティカル（批判的）リフレクションに到達できるよう、少しづつ質を高めて行きましょう。

3 ＞ 経験学習＋コーチング ＝ 看護マネジメントリフレクション

　看護マネジメントリフレクションは、経験学習にコーチング機能を加えた看護管理者のための学びのスタイルです（図7-4a、b）。基本的には、看護師長同士、副師長同士、リーダー同士というように同じ職位で4人前後のグループで行います。自分の管理事例、なかでもうまくいかなかった事例、あれでよかったのかもやもやしている事例を持ちより、それぞれが振り返ることで気づきを得て、今後の看護管理に活かそうとするものです。

　看護マネジメントリフレクションの基本をマスターした後は、現場で使っていきます。先ほどは、同じ職位でと述べましたが、現場では、たとえば看護師長1人と副師長2人の3人でといった形になることも多いでしょう。職位が異なるメンバーの場合は、副師長のリフレクションに対して師長が「ティーチング」をしないよう気をつけることが注意点として挙げられます。師長と副師長の間には権

第7章　看護マネジメントリフレクション・経験学習に活かす

図 7-4a　経験学習サイクル

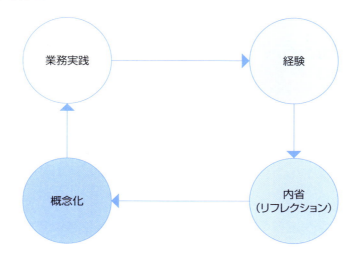

図 7-4b　看護マネジメントリフレクション

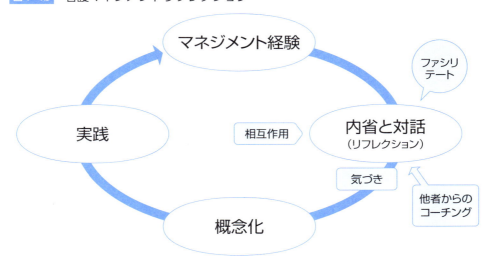

威勾配があり、師長がポジションパワーを使って「指導」してしまうと、副師長の気づきには至りません。教えるのではなく、コーチングをして自ら気づいてもらうことに意味があるのです。

　看護マネジメントリフレクションの詳細については、拙著『実践 看護マネジメントリフレクション』（メディカ出版）を参考にしてください。

出来事の全体像を捉える・本質を捉え具体的な解決策を考える

　看護マネジメントリフレクションと概念化スキルとは、切っても切れない関係にあります。それは、リフレクティブサイクルに「評価」「分析」のプロセスがあることと、気づきからの「行動計画」を立てるプロセスがあるためです。このプロセスでは、概念化スキルがないと正しいリフレクションはできないのです。

1 感情というフィルターに注意する

　そもそも管理者にとってのリフレクションでは自身のマネジメントを振り返るわけですから、出来事の全体像を正しく捉えることがカギとなります。まず、「全体像」を「正しく捉える」という行為そのものからして概念化スキルが必要といえます。しかし、私が講師を務めた各病院での看護マネジメントリフレクションのワークの様子を見る限り、必ずしも全員が正しくリフレクションできているとはいえません。むしろ、できていないほうが多いかもしれません。

　看護管理者が正しくリフレクションできない原因の多くは「感情」です。リフレクティブサイクルのスタートは事実の記述ですが、その書かれた事実を拝見すると、その多くが「感情的に振り返って」いるのです。事実を感情的に振り返ると感情のフィルターがかかり、主観で見ることとなります（図7-5）。せっかく文字と言う客観視しやすい形にアウトプットしているにも関わらず、感情が入ってしまい自分のマネジメントや自分自身を客観視できなくなっているのです。

　主観が入ったままの振り返りは、例え第三者に聞いてもらったとしても、もはやリフレクションではなく、限りなく「愚痴」に近いものです。「聞いてもらえ、共感してもらえる」ことをいいことに、自分のマネジメントを振り返る場のはずが、いつの間にか「困ったスタッフ」について話す場になり、自分のことは棚に上げて「スタッフのここが悪い」「こんなことに困っている」「うちもそうよ」という流れになってしまうのです。

　出来事の全体像を正しく捉えてリフレクションするには、感情を脇に置いて、

図 7-5 感情のフィルターは客観視を妨げる

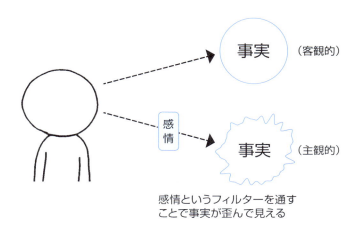

感情というフィルターを通すことで事実が歪んで見える

客観的に自分のマネジメントを見ることが必要です。

2 「評価」「分析」で原因を明らかにする

　リフレクティブサイクルの「評価・分析」は、概念化スキルがないと成立しません。ここでのポイントは、自分のマネジメントの何がよくて何が悪かったのかを評価・分析し、その原因を正しく把握することにあります。具体的には、下記の3つを評価・分析しながら、結果に対する原因を明らかにしていきます。

- 自分のリーダーシップのあり方
- 組織にあるルールやしくみ、スタッフとの関係性
- 管理者の思い込み、ローカルルール

　これは、先に紹介しました三層構造の氷山モデルで表すことができます。そして、その氷山モデルを完成させ、グループメンバーとの対話を通して一緒に評価・分析をしていくのです。評価・分析をすることで問題の本質にたどり着くことができ、ここで気づきが起きるのです。

3 気づきを活かす「行動計画」

　リフレクティブサイクルの最後は「行動計画」です。今後、同様のことが起きた時にどうするのか、同じことが起きないようにどうするのかを考え、計画をします。

　看護マネジメントリフレクションでは、自身のマネジメント経験を振り返って気づきと学びを得たならば、この学びを今後の看護管理に活かしていかなければなりません。リフレクションした具体的な経験を一般化し、今後に応用できる「教訓」を作るのです。「こういうときはこうすればいい」という自分だけのマネジメントの教科書を作っていくイメージです。たとえば項目の見出しは、「ベテランほど"承認して欲求"を満たしたがる」であったり、「大丈夫と聞いたら大丈夫と答える、そんな時は大丈夫ではない」などでしょうか。この「教科書」を充実させていくためには、抽象・具象のスキルを行き来することが必要になります。

　経験学習や看護マネジメントリフレクションにおいては、概念化スキルが必須であることを理解してもらえたかと思います。ここで、看護管理者の成熟度モデルを掲げておきます（図7-6）。管理者は基本的な知識を得た後は、現場の経験

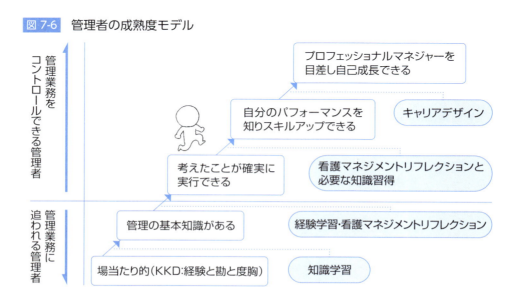

図7-6　管理者の成熟度モデル

を通じて学んでいく必要があるのです。そうして段階を経て、考えたことが確実に実行できる管理者へと成長していくのだと思われます。

　最後に、パスカルのパンセ「断章9」から下記の言葉を紹介します。

　人を効果的にたしなめ、その人が誤っていることを教えるには、その人がどの方向から「ものごとを見ているか」をしっかりと見極めなければならない。
　というのも、その人がみている方向からは、ものごとはたしかに「真」に見えるからだ。そして、（人を教えるためには）それが「真」であることを、いったんは認めてやる必要がある。
　しかし、同時に、「別の方向」から見てみると「誤っている」という事実を、自ら発見させてやらなければならない。

パスカル. パンセ. 前田陽一ほか訳. 中央公論新社, 1973, 644.

　管理者として、指導者として、心に刻んでおきたい言葉ではないでしょうか。常に真摯に現場を観察し、事実に向き合い、実践からの気づきを得ながら自分を成長させていきたいものです。

索引

英数

BSC →バランスト・スコア・カード

OODA サイクル　80

How ツリー　68

SWOT 分析　52、55

Why ツリー　33

あ

インフォーマルリーダー　56、93

か

概念化スキル　8、10、22、49

学習棄却　26

学習する組織　64

仮説思考　16、34

カッツ・モデル　42

看護マネジメントリフレクション
　93、132、134、138

キャリアアンカー　86

キャリアプラトー現象　95

共通言語　45

グルーピング　111

合意形成　118

構造化　32、36

コンセプチュアルスキル　43、46

さ

三角モデル　36、48

システム思考　17、65、77

自責思考　12

使用理論　27

承認欲求　98

信奉理論　27

ストーリーテリング　64

戦略策定　60

組織分析　52、66

組織目標　57

た

短時間勤務者　128

単純化　30

抽象化　28、30

テクニカルスキル　42

洞察力　17

な

野放し中堅　95

は

バランスト・スコア・カード　62

批判的思考　14

ヒューマンスキル　42

氷山モデル　22、25、35

ファシリテーション　104、114

ファシリテーター　104

ポジションパワー　93

ま

マズローの欲求5段階説　98

マネジメント 22、79

マネジメントラダー　41

メタ認知　16

メンタルモデル　65、88

ら

リーダーシップ　23

リフレクション　92、132

リフレクティブサイクル　133、137

リリーフ業務　125

ループ図　18、20、34

レバレッジポイント　18、19、41

ロジックツリー　32

論理的思考　11

わ

ワークライフバランス　124

MEMO

MEMO

著者プロフィール

河野 秀一（かわの しゅういち）

株式会社サフィール代表取締役
関東学院大学大学院 看護学研究科 非常勤講師
https://www.saphir-me.com/
e-mail：kawano-s@saphir-ac.com

石川県金沢市出身。明治大学政治経済学部経済学科卒業。民間企業勤務後、医療法人グループの管理本部主任として、教育・研修・広報を担当。その後、学校法人国際医療福祉大学教育企画本部主査、伊藤忠人事総務サービス株式会社シニアコンサルタントを経て現職。
医療機関に対して、看護管理支援業務、人事制度構築業務（目標管理、職員等級区分・ラダー、評価制度、給与制度）、評価者・管理者研修（目標管理・看護マネジメントリフレクション・リーダーシップ他）、各種コンサルテーション（人事管理全般に関する諸問題についての助言、指導）サービスを提供している。
著書に『看護管理者の必須条件　概念化スキルが確実に身につく本』（共著）、『実践　看護マネジメントリフレクション』（単著）（いずれもメディカ出版）など。

看護管理者のための概念化スキル超入門
ー本質を捉えれば現場の問題は解決できる

2019年9月10日発行　第1版第1刷
2021年4月10日発行　第1版第3刷

著　者　河野 秀一

発行者　長谷川 翔

発行所　株式会社メディカ出版
　　　　〒532-8588
　　　　大阪市淀川区宮原3－4－30
　　　　ニッセイ新大阪ビル16F
　　　　https://www.medica.co.jp/

編集担当　猪俣久人

装　　幀　株式会社イオック

印刷・製本　日経印刷株式会社

© Shuichi KAWANO, 2019

本書の複製権・翻訳権・翻案権・上映権・譲渡権・公衆送信権（送信可能化権を含む）は、（株）メディカ出版が保有します。

ISBN978-4-8404-6914-2　　　　　　　　　　　　　　　　　　Printed and bound in Japan

当社出版物に関する各種お問い合わせ先（受付時間：平日9：00～17：00）
●編集内容については、編集局 06-6398-5048
●ご注文・不良品（乱丁・落丁）については、お客様センター 0120-276-591
●付属のCD-ROM、DVD、ダウンロードの動作不具合などについては、デジタル助っ人サービス 0120-276-592